Guía de la Clínica Mayo sobre peso saludable

Donald D. Hensrud, M.D.

Editor en jefe

Clínica Mayo

Rochester, Minnesota

La *Guía de la Clínica Mayo sobre peso saludable* ofrece información confiable, práctica y de fácil comprensión para el manejo del peso. Mucha de esta información proviene directamente de la experiencia de los médicos especialistas en nutrición, dietistas registrados y otros profesionales de atención a la salud en la Clínica Mayo. Este libro complementa los consejos del médico, a quien debe consultar en caso de problemas clínicos particulares. La *Guía de la Clínica Mayo sobre peso saludable* no avala a ninguna compañía o producto. Las denominaciones Mayo, Clínica Mayo, información sobre salud de la Clínica Mayo y el logotipo del triple escudo son marcas registradas de la Fundación Mayo para la Educación y la Investigación Médica.

Agradecemos especialmente a la Universidad de Alabama en Birmingham y a la Universidad del Estado de Pensilvania por su trabajo pionero en la densidad de energía y en el manejo del peso. Fotografías y recetas de la "Guía en color para una alimentación saludable" © *The Mayo Clinic/Williams-Sonoma Cookbook,* Weldon Owen, Inc.

Número de tarjeta del Catálogo de la Biblioteca del Congreso: 00-130630

Edición original
ISBN 1-893005-05-4
Edición en español
ISBN 970-655-391-6

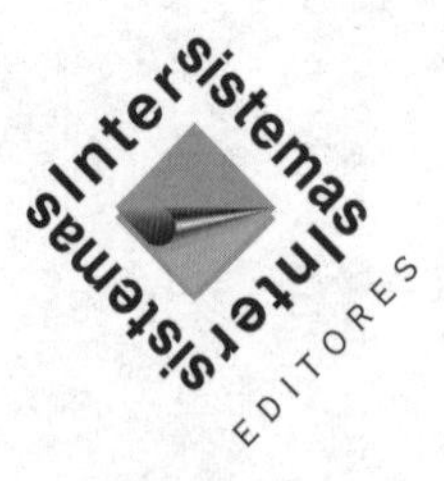

Intersistemas, S.A. de C.V.
Aguiar y Seijas No.75
México 11000, México, D.F.
Tel. (5255) 5520 2073
Fax. (5255) 5540 3764
E-mail: intersistemas@intersistemas.com.mx

Para ordenar más ejemplares:
www.medikatalogo.com o 01 800 9096900

Impreso en México
Primera edición

El peso saludable

Miles de personas adultas tienen sobrepeso. Y no es sólo un problema estético. El exceso de peso puede perjudicar la salud y calidad de vida. Los costos totales atribuibles a los trastornos de la salud relacionados con la obesidad, algunos de los cuales ponen en peligro la vida, se aproximan a 100,000 millones de dólares anualmente.

Cada año se gastan decenas de miles de millones de dólares en productos y servicios para bajar de peso. Algunos planes funcionan. Muchos fracasan porque no proporcionan resultados duraderos.

Este libro ofrece un nuevo enfoque de la Clínica Mayo para alcanzar un peso saludable. Gran parte de la información es lo que los médicos y dietistas de la Clínica Mayo utilizan diariamente en el cuidado de las personas que buscan apoyo para el control del peso.

Si pone la información de este libro a trabajar en su vida diaria, alcanzará y mantendrá el peso adecuado y saludable.

La Clínica Mayo

La Clínica Mayo evolucionó gradualmente a partir de la práctica de frontera del Dr. William Worral Mayo y la sociedad con sus dos hijos, William J. y Charles H. Mayo, a principios de 1900. Presionados por las demandas de la ocupada práctica quirúrgica en Rochester, Minnesota, los hermanos Mayo invitaron a otros médicos a unirse a ellos, siendo pioneros de la práctica privada de grupo de la medicina. Actualmente, con más de 2,000 médicos y científicos en sus tres principales localizaciones en Rochester (Minessota), Jacksonville (Florida), y Scottsdale (Arizona), la Clínica Mayo está dedicada a proporcionar diagnóstico integral, respuestas precisas y tratamientos eficaces.

Con la profundidad de sus conocimientos médicos, experiencia y pericia, la Clínica Mayo ocupa una posición única como fuente de información para la salud. Desde 1983, la Clínica Mayo ha publicado información confiable para la salud para millones de consumidores a través de una diversidad de boletines, libros y servicios en línea, ganadores de premios. Los ingresos por nuestras publicaciones apoyan a los programas de la Clínica Mayo, incluyendo la educación y la investigación médica.

Personal editorial

Editor en jefe
Donald D. Hensrud, M.D.

Gerente editorial
David E. Swanson

Copy editor
Edith Schwager

Investigadores editoriales
Deirdre A. Herman
Shawna L. O'Reilly

Escritores colaboradores
Linda Kephart Flynn
Michael J. Flynn
Stephen M. Miller
Robin Silverman
Christina Verni

Director creativo
Daniel W. Brevick

Diseñador gráfico
Stewart J. Koski

Ilustraciones médicas
John V. Hagen

Fotógrafos
Joseph M. Kane
Richard D. Madsen
Randy J. Ziegler

Asistente editorial
Carol A. Olson

Indexación
Larry Harrison

Revisores y colaboradores adicionales

Haitham S. Abu-Lebdeh, M.D.
Matthew M. Clark, Ph.D.
Maria Collazo-Clavel, M.D.
Mark Glen, R.D.
Daniel L. Hurley, M.D.
Michael D. Jensen, M.D.
Frank P. Kennedy, M.D.
James A. Levine, M.D.
M. Molly McMahon, M.D.
Michael A. Morrey, Ph.D.
Jennifer K. Nelson, R.D.
Timothy O'Brien, M.D.
Michael G. Sarr, M.D.

Prefacio

Voy a hacer una suposición. No tendría este libro si no estuviera preocupado por su peso. La solución al manejo del peso parece fácil — comer menos y hacer más ejercicio. Pero llevarlo a la práctica puede ser más difícil de lo que parece.

Probablemente ha intentado bajar de peso, tal vez con éxito limitado. Está usted en buena compañía. Una gran cantidad de adultos necesita bajar algo de peso y algunos otros necesitan bajar una gran cantidad. De cualquier forma, los medios no escasean. Las librerías, canales de televisión e Internet están llenos de productos, planes y servicios.

No encontrará en este libro la Dieta de la Clínica Mayo porque no existe (vea página 103). Pero introducimos nuestra nueva Pirámide del Peso Saludable de la Clínica Mayo^MR^, vital para nuestro enfoque del manejo permanente del peso. Usted encontrará toda la información que necesita para entender fácilmente cómo determinar, alcanzar y mantener un peso adecuado el resto de su vida. También descubrirá vínculos útiles con nuestro sitio en Internet, *MayoClinic.com*, nuestra fuente en línea de información confiable sobre la salud.

Si actúa de acuerdo con la información de este libro, notará efectos en el corto y largo plazo. Empezará a sentirse mejor inmediatamente, y lo más importante, obtendrá beneficios sustanciales para la salud. Disminuirá los riesgos de enfermedades serias relacionadas con el peso.

Hacer cambios benéficos en el estilo de vida, en la forma que come y en la actividad física, es la clave de un peso saludable. Pero esto no tiene que ser un trabajo pesado. El estilo de vida que lleva a un peso saludable permanente debe y puede ser una forma agradable de vivir.

Donald D. Hensrud, M.D.
Editor en jefe

Contenido

Prefacio v

Parte 1: Motivarse

Capítulo 1 **En dónde empezar** 3
La verdad no saludable 4
La gordura de la época actual 5
La alegría del éxito 6
Culpa y vergüenza 7
Calorías, no volumen 8
En camino 12

Capítulo 2 **¿Pesa demasiado?** 15
¿Qué es la obesidad? 15
¿Cuál es su IMC? 16
Cuento de la cinta métrica 18

Capítulo 3 **¿Qué causa la obesidad?** 21
Los genes 21
La alimentación 22
La actividad 23
Cómo comprender el control del peso 26
Buenas noticias 28

Capítulo 4 **¿Está su salud en riesgo?** 29
Problemas de salud evitables 29
¿Puede el peso afectar la duración de su vida? 33
Instrumentos de autoevaluación 33
¿Realmente necesita bajar de peso? 36

Capítulo 5 **Medir el reto** 39
Cómo identificar retos peculiares 40
Cómo prepararse para cambiar 42
Empezar con un compromiso 43
Establecer las metas 44
Planear a futuro 45

Capítulo 6 **Fundamentos de una alimentación saludable** 49
La variedad es la sal de la vida 50
Las calorías cuentan 51
Grasa en la dieta 52
Carbohidratos en la dieta 54
Vigile el tamaño de las raciones 57
Densidad de energía - sentirse satisfecho con menos calorías 57
Grupos fundamentales de alimentos 58
Compras inteligentes 63
Cómo preparar alimentos saludables 67
Comer fuera 72

Parte 2: Cómo bajar de peso

Capítulo 7 **Convertir el conocimiento en acción** 77
Un nuevo enfoque para un peso saludable 77
Registro diario de comidas 92
Cómo hacer funcionar nuestro enfoque de la pirámide del peso 94
Menús diarios 94
Plan de menús avanzado 102

SECCIÓN A COLOR
Guía en color para una alimentación saludable C1
Pirámide del Peso Saludable de la Clínica Mayo C2
¿Cuántas raciones diarias? C4
Nuestra mejor recomendación en alimentos C4
¿Qué es una ración? C5
Sección de recetas C7-C16

Capítulo 8 **Actividad física** 105
Ponderar los méritos 106
Adaptar un programa personal 107
La forma familiar 111
Dar el siguiente paso 113
Elaborar un plan 115
Ejercicio aeróbico 115
Fuerza y equilibrio 119
Flexibilidad y estiramiento 121
Registrar el progreso 121
Una actitud nueva 122

Capítulo 9 **Cambiar actitudes y acciones** 125
Primero, piense en todo esto 126
Conózcase usted mismo 129
Cómo cambiar 130
La privación es un no-no 137
Acentúe lo positivo 139
El tiempo está a su favor 140
Involúcrese 141

Capítulo 10 **Cuando es difícil seguir adelante** 145
Formar buenos hábitos 146
Sea realista 149
Una solución para cada problema 150
Fuerza de voluntad *vs.* autocontrol 153
Se necesitan amigos 155
Permanecer en el camino 156
Y finalmente ... 157

Capítulo 11 **Otros planes de alimentación** 161
Dietas líquidas bajas en calorías 162
Dietas de alimentos sólidos bajos en calorías 163
Dietas novedosas 165
Dietas de alimentos preparados 168
Programas en grupo comerciales 169
Ahora es el momento 171

Parte 3: Cuando necesita más ayuda

Capítulo 12 **Medicamentos para bajar de peso** 175
¿Quién es candidato? 176
Medicamentos populares de prescripción 178
Medicamentos populares que se venden sin receta 180
¿Necesita usted un suplemento vitamínico? 183

Capítulo 13 **Cirugía para bajar de peso** 185
¿Es la cirugía adecuada para usted? 186
Cómo funciona el sistema digestivo 187
Opciones para considerar 188
Efectos secundarios de la cirugía 192
Haciendo ajustes 193
Se necesita más que cirugía 193

Apéndice **Recetas en las que puede confiar** 195
Mezcla de jugos 196
Pollo provenzal con hinojos 196
Tortilla de huevo y espinacas 197
Arroz silvestre y ensalada de pollo 198
Hongos y tofu fritos estilo Thai 199
Sopa de zanahorias con jengibre 199

Índice 201

Parte 1

Motivarse

Capítulo 1
En dónde empezar 3
- La verdad no saludable 4
- La gordura de la época actual 5
- La alegría del éxito 6
- Culpa y vergüenza 7
- Calorías, no volumen 8
- En camino 12

Capítulo 2
¿Pesa demasiado? 15
- ¿Qué es la obesidad? 15
- ¿Cuál es su IMC? 16
- Cuento de la cinta métrica 18

Capítulo 3
¿Qué causa la obesidad? 21
- Los genes 21
- La alimentación 22
- La actividad 23
- Cómo comprender el control del peso 26
- Buenas noticias 28

Capítulo 4
¿Está su salud en riesgo? 29
- Problemas de salud evitables 29
- ¿Puede el peso afectar la duración de su vida? 33
- Instrumentos de autoevaluación 33
- ¿Realmente necesita bajar de peso? 36

Capítulo 5
Medir el reto 39
- Cómo identificar retos peculiares 40
- Cómo prepararse para cambiar 42
- Empezar con un compromiso 43
- Establecer metas 44
- Planear a futuro 45

Capítulo 6
Fundamentos de una alimentación saludable 49
- La variedad es la sal de la vida 50
- Las calorías cuentan 51
- Grasa en la dieta 52
- Carbohidratos en la dieta 54
- Vigile el tamaño de las raciones 57
- Densidad de energía — sentirse satisfecho con menos calorías 57
- Grupos fundamentales de alimentos 58
- Compras inteligentes 63
- Cómo preparar alimentos saludables 67
- Comer fuera 72

Capítulo 1

En dónde empezar

Mensajes para llevar a casa

- **Antes de empezar, asegúrese que está listo para el viaje. Será gratificante**
- **Su salud mejorará si pierde el exceso de peso**
- **Puede bajar de peso estableciendo hábitos saludables**
- **La alimentación y el nivel de actividad física son claves para tener un peso saludable**
- **Manejar el peso es un reto, pero no es imposible. Empieza con la actitud**
- **Haga un compromiso de cambio sostenido en su estilo de vida**
- **Asegúrese de que el nuevo estilo de vida es placentero y agradable**
- **Consistencia, no perfección, es la clave del éxito**

Si es usted como tantos millones de personas, pesa más de lo que debería. Enfrentémoslo — en la actualidad es fácil aumentar de peso con la disponibilidad de alimentos con alto valor calórico, el bombardeo de los mensajes comerciales que lo presionan para comer, porciones demasiado grandes de alimentos y aparatos e instrumentos para ahorrar trabajo que lo mantienen sin moverse.

El cuerpo humano no fue diseñado para comer demasiados alimentos procesados ricos en grasa y sentarse luego frente a la computadora o la T.V. una buena parte del día. Fue diseñado, sin embargo, para almacenar grasa para que nuestros ancestros no murieran de hambre cuando no podían encontrar alimento. Éste es el trabajo de los 30 o 40 mil millones de células adiposas del cuerpo. Pobres, no saben que los tiempos han cambiado. Combine la propensión del cuerpo a almacenar grasa con la inactividad y el estilo de vida con un elevado consumo de calorías, y podrá sentir cómo está destinado a tener sobrepeso. Pero no está destinado, tiene opciones.

Pero, ¿cómo estar motivado? Ha escuchado una y otra vez que bajar de peso es benéfico. Pero incluso si realmente quiere bajar de peso, hay tantos mensajes que lo confunden respecto de la forma de hacerlo que es difícil saber hacia donde voltear.

Poca grasa. Mucha grasa. Muchas proteínas. No muchas proteínas. Carga de carbohidratos. Restricción de los carbohidratos. Diferentes dietas favorecen diferentes planes de alimentación. No todas pueden ser adecuadas. ¿Cuál es la mejor para usted?

Es posible que lo haya intentado y haya fracasado en el pasado, tal vez muchas veces, ya sea porque no bajó de peso o porque bajó y volvió a subir. Puede ser que no acepte la idea de otro plan de alimentación más. ¿Vale la pena volver a intentarlo?, se pregunta. ¿Qué sería diferente esta vez? Y se pregunta, ¿por qué es tan malo tener sobrepeso?

La verdad no saludable

Es tan malo porque puede poner en riesgo su salud, especialmente si tiene sobrepeso y no tiene buena condición física. Es incluso peor tener el peso alrededor de la parte media del cuerpo o porción abdominal (en forma de manzana) en lugar de los glúteos, caderas y muslos (en forma de pera). ¿Por qué? Porque la grasa alrededor de la parte media se asocia más a riesgos importantes para la salud.

Al avanzar en edad, su potencial para desarrollar problemas de salud como resultado del sobrepeso aumenta. Indudablemente ha escuchado esta letanía antes, pero vale la pena repetirla. Tener sobrepeso lo coloca en un mayor riesgo de desarrollar:

- Presión arterial elevada
- Niveles anormales de grasas en la sangre (triglicéridos altos y colesterol de HDL, "bueno", bajo)
- Diabetes mellitus tipo 2
- Cardiopatía coronaria
- Ataque cerebral
- Enfermedad de la vesícula biliar
- Osteoartritis
- Problemas respiratorios (apnea del sueño)
- Ciertos tipos de cáncer (cáncer de útero, vesícula biliar, colon y mama en la mujer, y cáncer de colon y próstata en el hombre)

Todos estos problemas pueden acortar la vida; cualquiera de ellos interfiere con la calidad de ésta (vea páginas 29-33).

Las buenas noticias son que incluso una pequeña reducción de peso, 5 a 10 por ciento de su peso actual, disminuye sus riesgos de salud. Una pequeña reducción de peso puede ayudar a disminuir la presión arterial, mejorar los niveles de grasa en la sangre, reducir los síntomas de la apnea del sueño y mejorar el control de la diabetes. Pero si no tiene problemas de salud ahora, es probable que las amenazas del futuro no lo motiven, aunque deberían hacerlo. ¿Qué hay del impacto del peso en las actividades de la vida diaria? ¿Cómo está su nivel de energía? ¿Qué hay de la autoestima? ¿El estado de ánimo? ¿La perspectiva de la vida?

Es posible que haya sentido el aguijón de la crítica de los demás debido al peso. Es irónico que en una cultura en la que tanta gente tiene sobrepeso algunos discriminan a los obesos. Si ha perdido alguna vez una oportunidad de trabajo debido a su peso, si se han reído de usted, o si alguien le ha preguntado en el avión por qué no pagó dos asientos, sabe usted lo que duele. Tal vez un poco de éxito personal para controlar el peso podría darle un estímulo.

A la larga, mejorar su salud es la razón más importante para lograr y mantener un peso saludable. Pero, mientras enfrenta un arduo desafío, sentirse mejor físicamente, sentirse mejor acerca de uno mismo y, tal vez, lucir mejor sean recompensas buenas en el corto plazo. Hasta pueden animarlo a alcanzar su objetivo a largo plazo.

La gordura de la época actual

El sobrepeso y la obesidad (sobrepeso severo) se han convertido en una epidemia nacional. Se calcula que un gran porcentaje de adultos es obeso o tiene sobrepeso. Y si esto no es suficiente, el número de personas obesas ha aumentado más de una tercera parte en los últimos 20 años. Es un problema que crece de muchas formas, y la única entidad que se beneficia es la industria de las dietas. Actualmente se gastan más de 34 mil millones de dólares al año en productos y servicios para bajar de peso. En demasiados casos no se obtienen beneficios a largo plazo por esa inversión.

Con todo ese dinero gastado en soluciones, se pensaría que más gente tendría éxito en bajar de peso. Parte del problema es que la gente trata de bajar de peso por razones equivocadas, como bajar de la talla 14 a la talla 6 para una reunión de la escuela, o alcanzar los estándares culturales de belleza establecidos por actores y supermodelos. Por supuesto, la apariencia es importante, pero la belleza es subjetiva y pocos de nosotros parecemos modelos. Es la salud lo que realmente importa.

Otro problema es que manejar el peso es difícil. Es comprensible que quiera una solución fácil y rápida. Pero el sobrepeso y la obesidad son problemas complejos, complicados por los genes, el ambiente y los aspectos emocionales. Probablemente no aumentó de peso rápidamente, pero ahora quiere que desaparezca de inmediato. Por lo tanto, tal vez intenta la última dieta o el suplemento de moda. Baja de peso. Se siente inspirado.

Sin embargo, es probable que, a menos que haga cambios a largo plazo en el estilo de vida modificando sus hábitos de alimentación en forma permanente y teniendo más actividad física, los kilos regresen, tal vez trayendo incluso unos cuantos más. Entonces estará más convencido que nunca que no puede tener éxito.

Pero sí, usted puede.

La alegría del éxito

Indudablemente piensa que conseguir un peso saludable debe ser muy aburrido. Ha seguido dietas antes. Todas hablan de restricciones, privaciones, alimentos que saben a papel y horas de ejercicio tedioso. ¿No es cierto?

No tiene que ser así.

Adaptar comportamientos saludables puede ser agradable. Los alimentos nutritivos pueden ser deliciosos. Lo más importante, usted puede cambiar. Puede incluso cambiar las papilas del sabor, aunque no lo crea. Si su alimento favorito es una hamburguesa con queso, papas fritas y una malteada de chocolate, necesita entender que sus papilas gustativas vibran cuando toda esa sal, grasa y azúcar llega a ellas, porque las ha entrenado para eso. Nunca es demasiado tarde para enseñar a las viejas papilas gustativas nuevos trucos.

Aun cuando alcanzar y mantener un peso saludable puede ser una experiencia positiva, no quiere decir que sea fácil. No hay una fórmula mágica. Independientemente de todo lo que escuche acerca de la última dieta con suplementos de hierbas o las dietas de moda con bajo contenido de carbohidratos, y de lo mucho que quiera creer que consumir alimentos en ciertas combinaciones acelera la reducción de peso, el cuerpo humano no puede desafiar las leyes de la termodinámica. Para bajar de peso tiene que gastar más energía de la que obtiene en los alimentos. Para decirlo simplemente: tiene que comer menos calorías y ser más activo.

Aburrido. Ha escuchado ese consejo antes. ¿Qué podría ser diferente si trata de seguirlo de nuevo ahora?

Para empezar: actitud. Tiene que cultivar una actitud positiva respecto de estos cambios en el estilo de vida, y eso podría requerir algunos arreglos mayores. Es probable que tenga una mentalidad de persona a dieta. ¿Le suena familiar algo de esto?

- Hay alimentos buenos y malos
- Estoy o no estoy siguiendo una dieta
- Si como algo que me gusta, estoy haciendo trampa
- Seguir con la dieta requiere una gran voluntad
- Seguir una dieta significa tener hambre siempre
- Seguir una dieta significa que tengo que privarme de mis alimentos favoritos
- Si tengo una falla, como omitir la caminata o comer algo que no había planeado, soy un fracaso

No es cierto, no es cierto, no es cierto. Un dependiente de una tienda de abarrotes comentaba recientemente con unos clientes que había seguido una dieta durante meses, pero que esa noche estaba pensando en preparar lasaña. El joven dijo que iba a salirse de la dieta para poder comer algo bueno.

No es una actitud ganadora. Hay muchas recetas de lasaña sabrosas y saludables que podrían incluirse en el plan de alimentación. Sin embargo, en su mente sólo podía incluir alimentos que le gustan "saliéndose" de la dieta. Esa actitud lo prepara para el fracaso. No se está enfocando en los beneficios de la reducción del peso. Está esperando siempre que se termine la dieta para poder comer lo que le gusta, en lugar de adoptar hábitos de alimentación que le permitan incluir versiones más saludables de los alimentos favoritos con menos calorías, y proporcionar a las papilas gustativas una oportunidad para cambiar.

Culpa y vergüenza

El otro lado de la actitud de quien está a dieta es la culpa. "Tengo sobrepeso porque mi madre tiene sobrepeso". "Es la forma de cocinar de mi esposa". "Yo no como mucho, debe haber algo malo con mi metabolismo". La verdad es ésta:

- Ciertamente la genética tiene que ver en la forma en que el cuerpo maneja las calorías. Una historia familiar de obesidad aumenta 25 a 30 por ciento las probabilidades de ser obeso. Pero hay más en la vida aparte de la herencia. No está usted predestinado. Es probable que junto con la tendencia al sobrepeso, haya heredado de su madre algunos hábitos no saludables que contribuyeron al problema. Usted puede cambiarlos. Probablemente nunca pueda consumir la cantidad de alimento que consume un amigo que es delgado y activo, pero eso no significa que no puede alcanzar y mantener un peso saludable. Sí, es más difícil, pero puede tener éxito. Esto cae en la categoría de "la vida no es justa". Para tener éxito, tiene que sobreponerse a los sentimientos de sentirse engañado o predestinado al fracaso.

- Los músculos utilizan más energía que la grasa, por eso los hombres, que tienen más músculos, queman entre 10 y 20 por ciento más calorías que las mujeres, incluso en reposo. Por lo tanto, para las mujeres puede ser un reto todavía más difícil alcanzar un peso saludable. Es, sin embargo, alcanzable y vale la pena intentarlo.
- Al avanzar en edad, tiende a perder un poco de ese precioso músculo que quema calorías, y el porcentaje de grasa corporal aumenta. Como resultado, el metabolismo disminuye ligeramente. Pero la investigación ha mostrado que el entrenamiento de fuerza puede ayudar a quemar más calorías en reposo manteniendo la masa muscular. El entrenamiento de fuerza ofrece también muchos otros beneficios, incluyendo aumentar la capacidad para llevar a cabo las actividades de la vida diaria, mejorar el equilibrio y disminuir el riesgo de osteoporosis.
- Lo sentimos, pero menos del 2 por ciento de los obesos tienen un trastorno metabólico o un desequilibrio hormonal. Si piensa que lo tiene, consulte al médico. Pero no lo use como excusa. De hecho, si tiene sobrepeso, es probable que el peso aumente el metabolismo, por lo que quema más calorías en reposo que sus amigos más delgados.

Calorías, no volumen

La explicación más sencilla de por qué en la actualidad un número mayor de personas pesan cada vez más es porque tienen demasiadas máquinas que se mueven por ellos, como elevadores, automóviles y controles remotos, y consumen alimentos demasiado ricos en calorías. Pero no sólo demasiado ricos, sino no saludables.

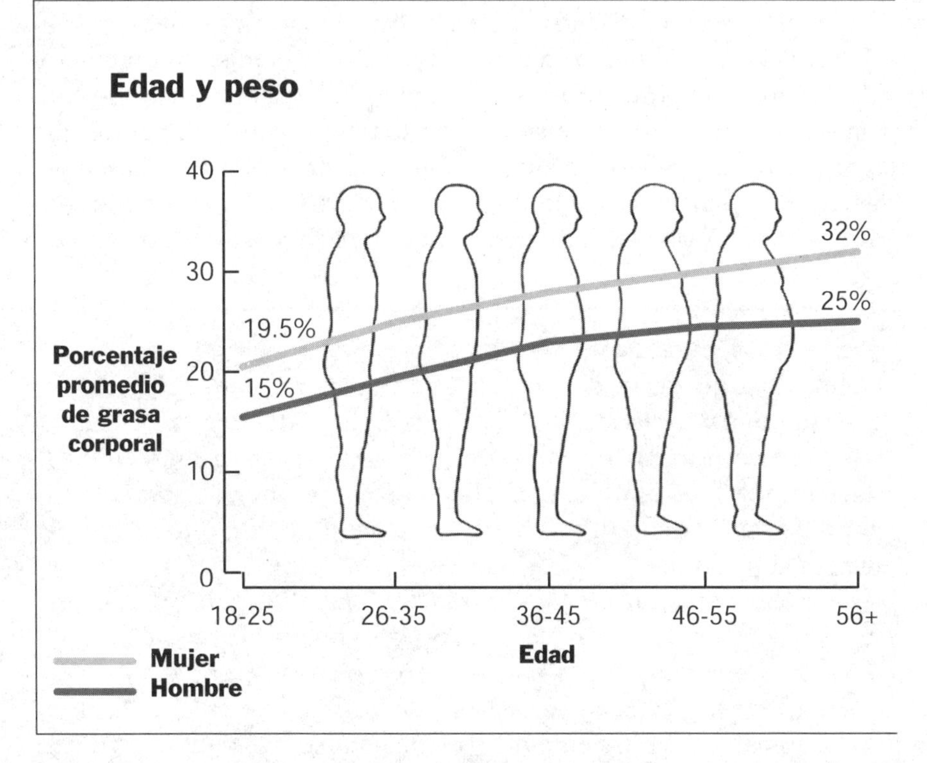

Tener más edad generalmente significa ser más gordo. Con la edad, la cantidad de músculo tiende a disminuir y la grasa representa un mayor porcentaje del peso.

En años recientes, cuando se pusieron de moda los alimentos de bajo contenido graso, las personas aumentaron el azúcar para darles un mejor sabor, y pensaron que podrían consumirlos en cantidades ilimitadas. Como resultado, el consumo promedio anual de azúcar aumentó de 57.5 kg en 1986 a 69 kg en 1996. Eso representa 45,000 calorías adicionales al año.

Irónicamente, incluso con esas calorías adicionales, se podría seguir sintiendo hambre. Existen evidencias de que sentirse satisfecho puede estar determinado más por el volumen y el peso de los alimentos que por el número de calorías. En otras palabras, las frutas, verduras y otros alimentos ricos en fibra son más voluminosos que, digamos, los alimentos ricos en grasa o los alimentos refinados de bajo contenido graso, por lo que lo dejan satisfecho, sin las calorías adicionales.

Piense en esto: podría usted comer 10 a 15 manzanas medianas, 10 a 11 cabezas de lechuga o 35 tazas de ejotes por el mismo número de calorías que encuentra en 150 g de mantequilla o cinco barras de chocolate (de 42.5 g c/u). Lo mismo es cierto para muchos alimentos que son ricos no sólo en grasa sino también en otras calorías concentradas, como el azúcar. Por lo tanto, si suma la grasa y el azúcar que consume al día, no sólo en la mantequilla y en el chocolate, sino también

¿Está listo para bajar de peso?

Debido a que bajar de peso requiere mucha concentración y energía mental y física, no puede nada más dejarse ir. Necesita hacer un compromiso y prepararse. Parte de esa preparación es determinar si es el momento adecuado. Está bien si no lo es. El éxito depende de la preparación para aceptar este reto. Pregúntese lo siguiente:

- *¿Qué tan motivado estoy para hacer ahora los cambios en el estilo de vida?* Sea honesto. Saber que necesita hacer cambios y estar listo para el reto son dos cosas diferentes.
- *¿Qué está pasando en mi vida ahora y qué pasará en los siguientes meses?* Sea consciente que puede estarse dirigiendo al fracaso si intenta mejorar el estilo de vida y está distraído por otros problemas importantes que involucran el matrimonio, el trabajo, las finanzas o los hijos. Dé a la vida una oportunidad de calmarse antes de empezar. Es preciso que hacer los cambios necesarios en el estilo de vida para alcanzar y mantener un peso saludable sea su prioridad.
- *¿Estoy siendo realista en mis metas de reducción de peso?* Recuerde, bajar sólo 5 a 10 por ciento de su peso puede cosechar recompensas para la salud. Empiece con poco. Trabaje para bajar 2 kilogramos a la vez. No porque era talla 6 o cintura 28 en la secundaria significa que deba ser así ahora. Intente alcanzar un peso confortable que mantenga fácilmente siendo adulto. Si siempre ha tenido sobrepeso, intente alcanzar un peso que haga que la presión arterial, niveles de colesterol, energía y sueño mejoren.
- *¿Realmente creo que más despacio es mejor?* Quiere bajar medio o un kilogramo por semana. Esto puede ser agonizantemente lento en nuestra sociedad de gratificación al

en los alimentos procesados, productos lácteos, carnes, dulces y productos de bajo contenido graso que son ricos en azúcar, ¿cuánto está comiendo?

Consumir alimentos ricos en grasa, azúcar y calorías es un hábito que ha aprendido, y que debe olvidar. Lo más importante es que se puede aprender a comer mejor.

---

instante. Pero haga que la mejoría de la salud sea la meta a largo plazo, y la rapidez no importará.

- *¿Tengo tiempo para llevar el registro de mis alimentos y actividad física?* Los estudios muestran que llevar registros aumenta las probabilidades de éxito.
- *¿Tengo familiares y amigos que apoyarán mis esfuerzos?* Necesita tener a alguien en su esquina. Mientras más, mejor. Si no lo tiene, podría considerar reunirse regularmente con un nutriólogo o unirse a un grupo en un programa de reducción de peso.
- *¿Quiero mejorar mi salud, o sólo estoy interesado en verme mejor?*
- *¿Creo que puedo cambiar mi conducta alimentaria?*
- *¿Estoy dispuesto a encontrar formas para ser más activo físicamente?* Moverse es esencial para tener éxito en alcanzar y mantener la reducción de peso.
- *¿Tengo algún trastorno en la alimentación o algún otro problema emocional que necesite ayuda antes de poder hacer esto?* Si tiene tendencia a comer de más y purgarse, o a pasar hambre y excederse en el ejercicio, o si está deprimido o ansioso, busque ayuda profesional.
- *¿Estoy dispuesto a mirar mis éxitos y fracasos previos en la reducción de peso y en otras áreas de mi vida para ver qué me motiva y me mantiene trabajando en cosas que son obstáculos para el éxito?*
- *¿Creo que alcanzar y mantener un peso saludable es un proceso de toda la vida que requiere que cambie mi comportamiento, mis hábitos de alimentación y mi nivel de actividad física, y estoy listo para hacer ese compromiso?*
- *¿Puedo ver esto como una experiencia positiva, y aun placentera?*

En camino

En este libro vamos a ofrecerle algunas recomendaciones prácticas desde la forma para determinar el peso saludable hasta desarrollar un plan de alimentación y actividad, identificar los obstáculos para alcanzar las metas y motivarse. Piense en este libro como en un entrenador personal.

Indudablemente ha oído las crueles estadísticas sobre las pocas personas que tienen éxito para bajar de peso y mantenerlo así. Olvídelas. En primer lugar, a pesar de las estadísticas, muchas personas tienen éxito. Es cierto — está aceptando un reto difícil, posiblemente uno de los más difíciles. Pero usted no es cualquier persona. Con conocimientos, una actitud adecuada y un buen plan, puede hacer lo que sea.

La mejor noticia es que al empezar a sentirse mejor y tener más energía, al descubrir lo bien que se siente mover el cuerpo, al aprender el placer de comer alimentos que lo hacen más saludable, se dará cuenta de lo agradable que puede ser este proceso. Si se enfoca en su salud, desarrollará hábitos saludables. Si desarrolla hábitos saludables los kilos se van solos. Y si no alcanza el peso "ideal", cuando menos estará mucho más sano.

Recuerde, ésta no es una receta rápida. Todos los que le prometan resultados rápidos y fáciles o que le digan que puede bajar de peso sin hacer cambios en el estilo de vida, están diciendo tonterías. Ignórelos. Si es serio respecto de alcanzar y mantener un peso saludable, no preste atención a las dietas de moda, los suplementos de hierbas, los tés y pociones que le prometen ayudarlo a quemar calorías. La principal preocupación es la salud. Y la clave para alcanzar una buena salud son los hábitos saludables.

Ahora prepárese. Éste es un compromiso de toda la vida para llevar una vida saludable. Sólo espere y vea lo bien que se va a sentir.

Info Vínculo
Para mayor información vaya a nuestra página en Internet y busque en las palabras: *hidden calories*. Ésta es nuestra dirección en Internet:
http://www.MayoClinic.com

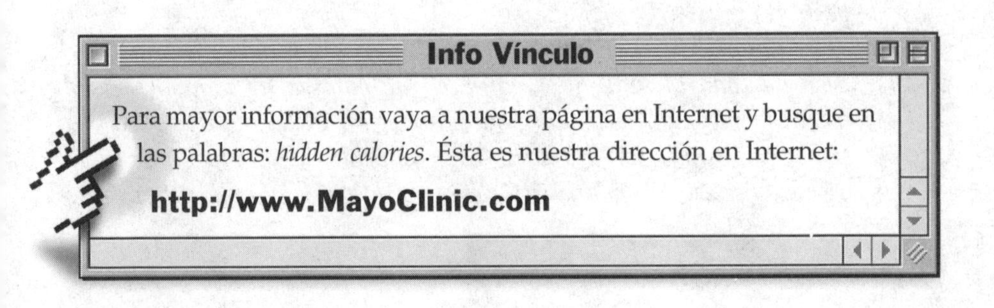

Tomando el control

Aproximadamente un año antes de que decidiera bajar de peso, muchas cosas de mi vida se salieron de mi control. Bajar de peso era algo que sí podía controlar.

Una de las razones por las que no abandoné la dieta fue que la hice junto a las personas con las que trabajaba y mi hermana. Tuve mucho apoyo. Eso lo hizo divertido.

Fuí a Weight Watchers. Estuve en las reuniones y llevé un diario de alimentos. La rutina era cómoda. Era divertido probar recetas nuevas. Otra motivación fue que la gente empezó a notar cambios.

Salí de la ciudad para una boda después que había estado en el programa dos o tres semanas. Había pensado no empezar el programa hasta después de la boda. Pero pude seguir con el programa, y no afectó en nada cómo lo pasé.

Poco después de esto, fui a Israel tres semanas. Fue un poco difícil seguir con el programa, pero era consciente de lo que comía y caminaba mucho, por lo que seguí bajando de peso.

Con buenas selecciones de alimentos y caminando 30 minutos cuatro o cinco veces por semana, bajé 22.6 kg en unos 11 meses. Hubo un periodo en que mis suegros estuvieron en un asilo. Y hacía ejercicio cuando los visitaba. Serví el desayuno en la casa durante cuatro meses. En lugar de usar un carrito para llevar las bebidas a las mesas llevaba dos vasos cada vez, vuelta y vuelta. Dije a las personas que era una forma de hacer ejercicio.

Yo comía en exceso por el estrés. Si estaba bajo estrés, pensaba que el chocolate me ayudaría. Todavía lo hago a veces, pero ahora me alcanza con un bocado, no una bolsa. Puedo comer un bizcocho en lugar de seis. Me digo a mí misma, "No tienes que hacer esto".

Ahora siento que puedo tener más control de las cosas. Ha sido bueno para mí, mental y físicamente.

Marcia

Marcia
Overland Park, Kansas

Capítulo 2

¿Pesa demasiado?

Mensajes para llevar a casa

- **No sea demasiado duro con usted mismo**
- **Si no es una modelo, no trate de parecerlo**
- **El índice de masa corporal y la circunferencia de la cintura son buenos indicadores de la salud y del peso adecuado**

Si está leyendo este libro, hay probabilidades de que pese demasiado. Antes de determinar si pesa demasiado de acuerdo con los estándares médicos, recuerde que la mayoría de lo que ve en la publicidad no es la realidad. Las modelos y las estrellas de cine son típica e irrealmente delgadas, y no debe esperar ni intentar verse como ellas. La meta es alcanzar un peso saludable — el que reduce los riesgos de enfermedad y trastornos de la salud asociados al sobrepeso y a la obesidad, y en el que se siente mejor.

¿Qué es la obesidad?

En términos simples, la obesidad es tener demasiado sobrepeso debido a un exceso de grasa corporal. Tradicionalmente se ha definido el "sobrepeso" como un peso mayor que el peso saludable que se encuentra en el cuadro del peso y la estatura. Pero eso no toma en cuenta las diferencias en la composición corporal. Por ejemplo, los atletas tienen a menudo sobrepeso de acuerdo con los cuadros de peso convencionales, por el desarrollo muscular o la estructura ósea. Pero no tienen grasa en exceso.

La grasa corporal, en lugar del peso, es un mejor vaticinador de la salud.

En adultos sanos, los niveles aceptables de grasa corporal oscilan entre 18 y 23 por ciento en los hombres y entre 25 y 30 por ciento en las mujeres. Pero subir simplemente a la báscula no le dice qué tanto de su peso es grasa o en dónde la tiene. Ambos factores son más importantes para determinar los riesgos para la salud que únicamente el peso. La clave para el análisis de la grasa corporal es asistir con un profesional entrenado que use un método confiable de estimación, como la medición del pliegue de la piel o la impedancia bioeléctrica. Todos los métodos le dan una idea general y, al avanzar en edad y tener más grasa, las mediciones pueden ser menos confiables.

El peso se utiliza frecuentemente para determinar el riesgo de la salud porque es mucho más fácil determinarlo que la grasa corporal.

¿Cuál es su IMC?

En 1998, los Institutos Nacionales de Salud — la principal institución de investigación de la salud del gobierno federal de EUA — estableció una nuevo sistema de clasificación para el sobrepeso y la obesidad basado en el índice de masa corporal (IMC). El IMC es una fórmula determinada tanto por el peso como por la estatura. Es una mejor estimación de la grasa del cuerpo y de los riesgos para la salud que la báscula del baño o las tablas convencionales de estatura y peso.

Para determinar el índice de masa corporal, localice su estatura en el cuadro de la página 17 y sígala hasta llegar al peso más cercano al suyo. Busque arriba de la columna el valor de IMC. Un IMC entre 18.5 y 24.9 se considera el más saludable. Un IMC entre 25 y 29.9 se considera sobrepeso. La gente con un IMC de 30 o más es considerada obesa.

Si el IMC es de 25 o más, bajar unos kilogramos puede mejorar la salud y reducir el riesgo de enfermedades relacionadas con el peso. Si el IMC está en el rango saludable de 19 a 24, generalmente no hay ninguna ventaja en bajar de peso. Puede permanecer en este rango manteniendo hábitos saludables, como una dieta balanceada y nutritiva y actividad física regular. Revalore el IMC por lo menos cada dos años y hable con el médico o profesional de cuidados de la salud si nota cambios significativos en cualquier dirección. Si el IMC está debajo de 19, probablemente tiene un peso bajo. Pida al médico que valore su peso y la salud.

El IMC es un instrumento útil para vigilar el progreso en el manejo del peso. Para calcular el IMC exacto y poder tener un seguimiento de los cambios, siga estos pasos.

Paso 1: Multiplique su peso en libras por 0.45
Por ejemplo, si pesa 200 libras: 200 x 0.45 = 90

Paso 2: Multiplique su estatura en pulgadas por 0.025
Por ejemplo, si mide 5'6" (66 pulgadas): 66 x 0.025 = 1.65

Paso 3: Eleve al cuadrado la respuesta del paso 2
(1.65 x 1.65 = 2.72)

Paso 4: Divida la respuesta del paso 1 entre la respuesta del paso 3. Este número es su IMC.
(90/2.72 = 33)

(Para el sistema métrico, el IMC es igual al peso en kilogramos dividido entre el cuadrado de la estatura en metros.)

	SALUDABLE		SOBREPESO		OBESIDAD			
IMC	**19**	**24**	**25**	**29**	**30**	**35**	**40**	**45**
ALTURA (M)	**PESO EN KILOGRAMOS**							
1.47	41.00	51.75	53.55	62.1	64.35	75.15	85.95	96.75
1.49	42.3	53.55	55.8	64.35	66.6	77.85	89.1	99.9
1.52	43.65	55.35	57.6	66.6	68.85	80.55	91.8	103.5
1.54	45	57.15	59.4	68.85	71.1	83.25	94.95	107.1
1.57	46.8	58.95	61.2	71.1	73.8	85.95	98.1	110.7
1.60	48.15	60.75	63.45	73.35	76.05	88.65	101.25	114.3
1.62	49.5	63	65.25	76.05	78.3	91.8	104.4	117.9
1.64	51.3	64.8	67.5	78.3	81	94.5	108	121.5
1.67	53.1	66.6	69.75	80.55	83.7	97.2	111.15	125.1
1.69	54.45	68.85	71.55	83.25	85.95	100.35	114.75	129.15
1.72	56.25	71.1	73.8	85.5	88.65	103.5	117.9	132.75
1.74	57.6	72.9	76.05	88.2	91.35	106.2	121.5	136.8
1.77	59.4	75.15	78.3	90.9	94.05	109.35	125.1	140.85
1.80	61.2	77.4	80.55	93.6	96.75	112.50	128.7	144.9
1.83	63	79.65	82.8	95.85	99.45	116.1	132.3	148.95
1.85	64.8	81.9	85.05	98.55	102.15	119.25	135.9	153
1.88	66.6	82.8	87.3	101.25	104.85	122.4	139.95	157.5
1.90	68.4	86.4	90	104.4	108	125.55	143.55	161.5
1.93	70.2	88.65	93	107.1	110.7	129.15	147.6	166.05

	SALUDABLE		SOBREPESO		OBESIDAD			
IMC	**19**	**24**	**25**	**29**	**30**	**35**	**40**	**45**
ALTURA (*)	**PESO EN LIBRAS**							
4'10"	91	115	119	138	143	167	191	215
4'11"	94	119	124	143	148	173	198	222
5'0"	97	123	128	148	153	179	204	230
5'1"	100	127	132	153	158	185	211	238
5'2"	104	131	136	158	164	191	218	246
5'3"	107	135	141	163	169	197	225	254
5'4"	110	140	145	169	174	204	232	262
5'5"	114	144	150	174	180	210	240	270
5'6"	118	148	155	179	186	216	247	278
5'7"	121	153	159	185	191	223	255	287
5'8"	125	158	164	190	197	230	262	295
5'9"	128	162	169	196	203	236	270	304
5'10"	132	167	174	202	209	243	278	313
5'11"	136	172	179	208	215	250	286	322
6'0"	140	177	184	213	221	258	294	331
6'1"	144	182	189	219	227	265	302	340
6'2"	148	186	194	225	233	272	311	350
6'3"	152	192	200	232	240	279	319	359
6'4"	156	197	205	238	246	287	328	369

*Las alturas extán expresadas en pies y pulgadas

Info Vínculo

Para mayor información consulte nuestra página en Internet y busque en las palabras: *BMI*. Ésta es nuestra dirección en Internet:

http://www.MayoClinic.com

Cuento de la cinta métrica

La circunferencia de la cintura es otra medida útil para determinar los riesgos de la salud relacionados con el peso. Indica en dónde se localiza la mayor parte de la grasa. La grasa alrededor de la parte media del cuerpo se asocia a un mayor riesgo de cardiopatía coronaria, presión arterial elevada, diabetes, accidente vascular cerebral y ciertos tipos de cáncer (vea páginas 29-33).

Para determinar si tiene demasiado peso alrededor de la parte media del cuerpo o porción abdominal, mida su cintura. Busque el punto más alto de los huesos de la cadera y mida a través del abdomen inmediatamente por arriba de estos puntos. Una medida mayor de 102 centímetros en los hombres o de 88 centímetros en las mujeres significa aumento de riesgos para la salud. Si tiene usted un IMC de 25 o más, su riesgo es todavía mayor. Aunque estos puntos de corte de 102 y 88 centímetros son una guía útil, no tienen nada mágico. Mientras mayor es la circunferencia de la cintura, mayores son los riesgos para la salud.

Si tiene usted un IMC de 35 o más, es probable que su medida de la cintura sea mayor que el punto de corte para su sexo.

¿Está su salud en riesgo?

IMC	MEDIDA DE LA CINTURA			
	Mujer		Hombre	
	Menos de 88 cm	88 cm o más	Menos de 102 cm	102 cm o más
25 a 29.9	Aumentado	Alto	Aumentado	Alto
30 a 34.9	Alto	Muy alto	Alto	Muy alto
35 a 39.9	Muy alto	Muy alto	Muy alto	Muy alto
40 o más alto	Sumamente alto	Sumamente alto	Sumamente alto	Sumamente alto

Si su IMC está entre 18.5 y 24.9, su salud no está en riesgo por el peso. Por arriba de 25, tiene riesgo aumentado de complicaciones serias de salud.

¿Es demasiado delgado?

Los IMC mayores de 18.5 y menores de 25 generalmente se consideran saludables. ¿Es su IMC menor de 18.5? Usted puede ser genéticamente delgado. Podría ser difícil aumentar de peso sin aumentar sobre todo grasa. Esto no mejoraría la salud. Considere estas preguntas.

- ¿Tiene una historia de pérdida de peso sin explicación? Si es así, consulte al médico — puede ser necesario una evaluación médica.
- ¿Tiene trastornos médicos o está tomando alguna medicina que cause pérdida de peso?

Como ocurre para bajar de peso, para aumentar de peso se requiere también una dieta y ejercicio. Si necesita aumentar de peso, asídebe empezar:

- Involúcrese en ejercicio regular de resistencia, mejor conocido como entrenamiento de peso. Esto lo ayudará a aumentar el músculo y no la grasa.
- Seleccione alimentos saludables ricos en calorías, como nueces, semillas y frutas desecadas. Agregue leche en polvo sin grasa a los alimentos como leche descremada, avena, cocoa, ensalada de atún o pollo y puré de papa. Use aceite de oliva o aceite de canola para cocinar o agréguelo a los alimentos, o como base para aderezo de ensalada.

Vigile el progreso y mantenga al profesional de atención de la salud informado de los cambios en peso y rutina.

Capítulo 3

¿Qué causa la obesidad?

Mensajes para llevar a casa

- **Los factores genéticos pueden influir sobre la probabilidad de ser obeso**
- **La alimentación y la actividad determinan finalmente el peso**
- **Usted aumenta de peso cuando las calorías que come son más que las calorías que quema**

En años recientes las tasas de obesidad han aumentado alarmantemente en Estados Unidos y en otros países desarrollados. Y la tendencia se observa en países en desarrollo al convertirse en industrializados. El aumento de disponibilidad de alimentos —especialmente alimentos de alto valor calórico— combinado con las presiones del mercado, los hábitos subóptimos de alimentación y el estilo de vida sedentario contribuyen significativamente al aumento en el sobrepeso y la obesidad en esa nación y en todo el mundo.

La obesidad es una enfermedad crónica que se desarrolla por una interacción compleja entre los genes y el ambiente. Nuestra comprensión de cómo y por qué se desarrolla la obesidad es incompleta, pero involucra una combinación de factores sociales, conductuales, culturales, fisiológicos, metabólicos y genéticos.

Los genes

Los genes pueden preparar el escenario para el sobrepeso o la obesidad, pero el peso es determinado finalmente por la alimentación y la actividad física. A largo plazo, comer calorías en exceso, llevar un estilo de vida sedentario o una combinación de ambos lleva a la obesidad.

Cuando come más calorías de las que quema, aumenta de peso. Aunque los genes tienen menos influencia sobre el peso que los hábitos, la herencia desempeña un papel en el desarrollo de la obesidad.

Pero la herencia no implica que esté destinado a ser gordo. Los genes pueden hacerlo más susceptible a aumentar de peso. Los genes afectan la velocidad a la que su cuerpo acumula grasa y en dónde la almacena.

Una historia familiar de obesidad aumenta la probabilidad de ser obeso aproximadamente 30 por ciento. Otros factores de riesgo de obesidad, como la alimentación y el nivel de actividad, también están fuertemente influidos por la familia.

Por lo tanto, la herencia puede hacer más difícil que baje usted de peso que otra persona cuyos ascendientes fueron delgados. Pero así como los genes no garantizan que tenga cáncer o diabetes, tampoco decretan que deba tener sobrepeso. Independientemente de lo que digan los genes, finalmente la selección de la nutrición y la actividad determinan el peso.

La alimentación

Muchas personas están comiendo más que nunca. Por ejemplo, en Estados Unidos aproximadamente 44 centavos de cada dólar gastado en alimentos se invierte en alimentos que se consumen fuera de casa. Los restaurantes de comidas rápidas, con menús que ofrecen una amplia variedad de productos ricos en calorías y grasa están apareciendo en todas partes, y las "superraciones" son la norma. Muchos restaurantes, no sólo los de comidas rápidas, están ofreciendo raciones más grandes, en un intento por atraer clientes. Pero más grande no siempre significa mejor. De hecho, generalmente no lo es.

Incluso los alimentos que se consumen en casa —todavía una fuente significativa de las calorías diarias— son a menudo ricos en grasa y calorías también. Gramo por gramo, la grasa proporciona más del doble de calorías que los carbohidratos o las proteínas. Esta diferencia de energía puede explicar la forma en que la grasa favorece el aumento de peso.

Los alimentos y las bebidas con un alto contenido de azúcar a menudo contribuyen al aumento de peso. Los refrescos, dulces y postres están cargados de calorías vacías, lo que significa que proporcionan pocos nutrientes, si no es que ninguno, excepto energía. Los alimentos ricos en grasa y azúcar son ricos en energía y pueden contribuir a la obesidad.

Los alimentos procesados (la mayoría de productos que no son alimentos frescos) a menudo tienen grasa y azúcar ocultas, que se agregan para aumentar la vida en el anaquel, incrementar el sabor o ambos. La inundación siempre en aumento de nuevos productos alimenticios en el mercado, combinada con prácticas de mercadotecnia agresivas y sofisticadas en los medios masivos de comunicación, supermercados y restaurantes, favorecen el consumo elevado de calorías. La abundancia de alimentos en países desarrollados como Estados Unidos favorece también comer en exceso.

¿Qué es una dieta?

Ha escuchado la palabra *dieta* toda su vida pero, ¿qué significa realmente? ¿Y cómo se utiliza en este libro? Mucha gente la utiliza para implicar dieta de reducción de peso. Ha escuchado, o tal vez incluso ha dicho, "No gracias, estoy siguiendo una dieta". El hecho es que todo el que consume alimentos está en una dieta. La palabra *dieta* es un término general que simplemente se refiere a los alimentos que consume. Los profesionales de la salud la utilizan con mayor frecuencia en esta forma. Cuando vea *dieta* en este libro, el término se utiliza para referirse a los alimentos que consume y no tiene la intención de implicar "dieta de reducción de peso".

La actividad

La inactividad física caracteriza a muchas personas — más de 60 por ciento realizan si acaso algún ejercicio. Y esto es una desgracia. El ejercicio es eficaz para evitar la obesidad, pero la mayoría de personas no aprovecha esta medida preventiva. El esfuerzo físico se ha eliminado de las ocupaciones y estilos de vida. La automatización y otras tecnologías han contribuido notablemente a disminuir la actividad física — haciendo más difícil quemar calorías. La actividad física debe incorporarse ahora en la vida diaria, por la comodidad de los automóviles, las computadoras, los elevadores y otras máquinas.

Las personas con sobrepeso son generalmente menos activas físicamente que los adultos con peso normal. Ya sea a través de ejercicio estructurado de rutina o simplemente por las actividades físicas de la vida diaria, los individuos con peso normal tienden a ser más activos. Pero la inactividad no siempre es causa de obesidad. La falta de ejercicio puede ser también el resultado del sobrepeso. Sin actividad física puede experimentar una disminución gradual en la capacidad para realizar actividades que requieren esfuerzo físico. Pierde fuerza, resistencia y flexibilidad. Las actividades diarias se vuelven gradualmente más difíciles.

¿Es sedentario?

Es sedentario si:

- Pasa la mayor parte del día sentado
- Raras veces camina más de una cuadra
- Tiene actividades recreativas que no requieren que se mueva de un lugar a otro
- Tiene un trabajo que lo mantiene inactivo
- No toma 20 o 30 minutos para practicar ejercicio por lo menos una vez por semana

Durante muchos años existió la creencia generalizada de que tenía que practicar ejercicio vigoroso si quería tener buena condición física y mejorar la salud. Como resultado, las personas tomaron una actitud de todo o nada hacia el ejercicio. En 1995, los Centros de Control y Prevención de Enfermedades, la Asociación Estadounidense del Corazón, el Colegio Estadounidense de Medicina del Deporte y el Cirujano General de EUA publicaron nuevas guías. Las guías destacan la actividad en lugar de la intensidad, porque se encontró en los estudios que las formas menos vigorosas de actividad pueden mejorar también la salud. También actividad se convirtió en el término preferido en lugar de ejercicio porque para muchas personas ejercicio implica una rutina repetitiva planeada. Una actividad no tiene que ser estructurada para ser efectiva.

En forma ideal, la duración de la actividad física diaria debe ser de unos 30 minutos si es moderadamente intensa. Las actividades más ligeras requieren más tiempo para brindar los mismos beneficios. Durante el curso del día, puede ser más fácil realizar varias veces actividades ligeras que tomar 30 minutos del horario ocupado para una rutina estructurada de ejercicio. El ejercicio formal es más eficiente para quemar calorías pero requiere más planeamiento. Incluir actividad física en el día requiere poco de su tiempo si considera que puede acumular actividades en intervalos de 5 a 10 minutos. Tres periodos de 10 minutos de actividad física moderada son casi tan benéficos para la salud como una sesión de 30 minutos.

Genes y estilo de vida

Si no está convencido de que su estilo de vida —lo que come y la actividad física que realiza— influye sobre su peso mucho más que los genes, considere esto. Los chinos en Estados Unidos tienen tasas más elevadas de muchas enfermedades crónicas que los chinos que viven en China.

En un intento por explicar esto, los investigadores compararon los hábitos alimentarios, los niveles de actividad física y la complexión corporal de los chinos adultos que viven en Estados Unidos con los adultos en China. Encontraron que aunque la mayoría de chinos adultos que viven en Estados Unidos había nacido en Asia, tenían estilos de vida completamente diferentes de los chinos adultos que viven en Asia.

Los chinos de Asia consumen significativamente más calorías que los chinos de Estados Unidos, y sin embargo obtienen un porcentaje mucho más pequeño de calorías de la grasa, pesan menos y son más delgados. Su alimentación está basada predominantemente en plantas, y obtienen aproximadamente 90 por ciento de las proteínas de fuentes no animales. También pasan más tiempo en actividades vigorosas (por ejemplo, andar en bicicleta para transportación, no para ejercicio), y caminando, y menos tiempo sentados que los chinos en Estados Unidos.

Se ha encontrado también en los estudios que mientras más tiempo viven los chinos adultos en Estados Unidos, más horas pasan sentados. Al pasar el tiempo, los chinos en Estados Unidos empiezan a adoptar una alimentación más típica estadounidense. Como resultado, las tasas de enfermedades crónicas relacionadas con la alimentación y la actividad física —como enfermedades del corazón y varios cánceres — aumentan.

	Dieta típica estadounidense	Dieta china tradicional
Calorías (por día)	**2000**	**2600**
Grasa (% de calorías totales)	**35%**	**22%**
Proteínas (% de calorías totales)	**18%**	**9%**
Carbohidratos (% de calorías totales)	**48%**	**65%**
Fibra (gramos por día)	**14**	**33**

(Los porcentajes se han redondeado, y por lo tanto no suman 100).

Cómo comprender el control del peso

¿Ha pensado alguna vez cómo el alimento proporciona la energía? El alimento contiene diversos nutrimentos — algunos proporcionan energía y otros ayudan al cuerpo a usar la energía. Los carbohidratos, proteínas, grasas y alcohol proporcionan energía. Todos los días el cuerpo requiere cierta cantidad de energía de los carbohidratos, proteínas y grasas para funcionar adecuadamente. Tanto la energía que proporcionan los alimentos como la que necesita el cuerpo para funcionar se mide en calorías.

La energía viene en diferentes formas

Los carbohidratos, proteínas y grasas que se encuentran en los alimentos —y el alcohol que se encuentra en algunas bebidas— proporcionan calorías. La grasa proporciona más del doble de calorías por peso que los carbohidratos o proteínas. Por eso, reducir el consumo de grasa es una forma eficaz para recortar calorías.

Nutriente	Calorías por gramo
Carbohidratos	4
Proteínas	4
Grasas	9
Alcohol	7

(Un gramo es el peso aproximado de un clip.)

Los alimentos ricos en grasa son también ricos en calorías porque la grasa es la fuente más concentrada de energía. Comparadas con los carbohidratos y proteínas, que proporcionan cuatro calorías por gramo, las grasas agregan calorías rápidamente — nueve calorías por gramo. Una alimentación que favorece la salud y lo ayuda a alcanzar y mantener un peso saludable consiste en una combinación de carbohidratos, proteínas, grasas y otros nutrientes, y equilibra con el gasto su ingestión de energía.

Equilibrio de la energía

El peso es determinado por el equilibrio de energía. Si come más calorías de las que quema, aumenta de peso. Si quema más calorías de las que come, a través de la actividad física o ejercicio, por ejemplo, baja de peso. Si quema la misma cantidad de calorías que come, el peso permanece igual. Llamado "equilibrio de energía" o "balance energético", éste es el principio básico del control del peso. El número de calorías que necesita diariamente depende de varios factores, incluyendo si tiene sobrepeso, si está bajo de peso o si tiene un peso saludable. El nivel de actividad física es también un factor.

Se requiere aproximadamente un exceso de 3,500 calorías para aumentar medio kg de grasa. Por otro lado, si su cuerpo utiliza 3,500 calorías más de las que come, pierde medio kg de grasa. Para bajar de peso se requiere un déficit constante de energía. Puede crear ese déficit de dos maneras, comiendo menos calorías o aumentando (a través de la actividad física) el número de calorías que utiliza el cuerpo. La forma más efectiva de bajar de peso es combinar ambas.

Un enfoque lento pero constante es el más seguro y tiene mucha mayor probabilidad de ser permanente. Se necesita tiempo para romper los viejos hábitos y establecer nuevos. Tiene usted una probabilidad mucho mayor de seguir los nuevos patrones de alimentación y actividad física a largo plazo si incorpora los cambios gradualmente.

Problemas médicos

Como la genética, los factores endocrinos y metabólicos contribuyen sólo en un pequeño porcentaje al sobrepeso y obesidad. Menos de dos por ciento de todos los casos de obesidad se debe a un trastorno metabólico como un bajo funcionamiento de la tiroides, el síndrome de Cushing y otros desequilibrios hormonales. También un metabolismo basal bajo es raras veces causa de obesidad. De hecho, las personas obesas tienen un metabolismo basal absoluto mayor y queman más calorías en reposo que su contraparte magra de la misma estatura.

Otros factores

Sexo. El músculo utiliza más energía que la grasa. Debido a que los hombres tienen más músculo, queman entre 10 y 20 por ciento más calorías que las mujeres en reposo.

Edad. Al avanzar la edad, la cantidad de músculo del cuerpo tiende a disminuir, y la grasa representa un mayor porcentaje del peso. Esta menor masa muscular lleva a una disminución del metabolismo. El metabolismo disminuye también naturalmente con la edad. En conjunto, estos cambios reducen las necesidades de calorías. Si no disminuye su ingestión de calorías con la edad, probablemente aumente de peso.

Fumar cigarrillos. Los fumadores tienden a aumentar de peso después de dejar de fumar. No es raro un aumento de 3 a 3.5 kg. Este aumento de peso puede deberse en parte a la capacidad de la nicotina para aumentar el metabolismo basal. Cuando los fumadores dejan de fumar, queman menos calorías. Fumar afecta también el sabor. Quienes solían fumar aumentan a menudo de peso porque comen más después de dejar de fumar, ya que mejora el sabor y el olor de los alimentos.

Embarazo. Después de cada embarazo el peso de la mujer aumenta un promedio de 2 a 3 kg en relación con su peso antes del embarazo. Este aumento de peso puede contribuir al desarrollo de sobrepeso y obesidad en las mujeres.

Medicamentos. Los corticoesteroides y los antidepresivos tricíclicos, en particular, pueden provocar aumento de peso.

Enfermedades. Los problemas médicos que llevan a disminución de la actividad pueden hacer que el peso aumente.

Buenas noticias

Aunque la obesidad se origina en una combinación de factores, las causas más importantes son la falta de una dieta adecuada y de hábitos de actividad física. Éstas son buenas noticias, porque la dieta y la actividad física pueden modificarse. Con hábitos más saludables de alimentación y actividad, puede bajar de peso y mejorar la salud en general. Incluso las reducciones moderadas de peso —5 a 10 por ciento— reducen el riesgo de muchas enfermedades asociadas a la obesidad. En el capítulo 4 conocerá estos trastornos y determinará si su peso pone su salud en riesgo.

Info Vínculo
Para mayor información vaya a nuestra página en Internet y busque en las palabras: *childhood obesity*. Ésta es nuestra dirección en Internet:
http://www.MayoClinic.com

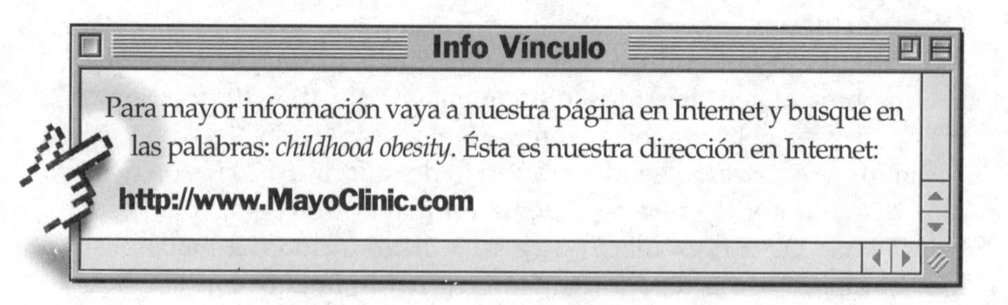

Capítulo 4

¿Está su salud en riesgo?

Mensajes para llevar a casa

- **La obesidad es un riesgo serio para una buena salud**
- **El exceso de peso abdominal es especialmente riesgoso**
- **Incluso una modesta reducción de peso puede disminuir los riesgos para la salud**

Con 30,000 a 40,000 millones de células de grasa, el cuerpo tiene una capacidad casi ilimitada para almacenar grasa. Esto puede tener un profundo efecto sobre la salud. Cada célula de grasa es como un globo que nunca se revienta — capaz de expandirse y contraerse dependiendo del balance de energía del cuerpo. Cuando come calorías que no necesita inmediatamente para adquirir energía, el cuerpo las almacena en estas células como grasa. Cuando come menos calorías de las que necesita de acuerdo con el nivel de actividad, el cuerpo moviliza la energía almacenada en estas células y la usa.

El exceso de grasa se asocia a diversos riesgos para la salud. Generalmente, mientras mayor es el grado de obesidad, mayor es el riesgo de enfermedad. La reducción de peso puede ayudar a prevenir o reducir los efectos de la enfermedad. La investigación muestra que incluso una modesta reducción de peso —5 a 10 por ciento— puede mejorar la salud.

Problemas de salud evitables

Las personas con sobrepeso y obesidad tienen mayor probabilidad de desarrollar problemas de salud. Los estudios muestran que el riesgo de los trastornos discutidos aquí incrementa al aumentar el índice de masa corporal. El riesgo global de muerte aumenta también con la obesidad.

Alcanzar un peso saludable no es cuestión de aumentar el atractivo físico. Adoptar un estilo de vida saludable que incluya prácticas dietéticas y de actividad física adecuadas puede reducir el riesgo de enfermedades severas. Una mejor dieta y una mejor actividad tienen cada una efectos benéficos para disminuir su riesgo de estos problemas de salud incluso sin bajar de peso. Cuando combina una buena nutrición, actividad física y reducción de peso, obtiene efectos aditivos. Los tres juntos reducen grandemente el riesgo de problemas de salud relacionados con el peso.

Presión arterial elevada

Tanto en hombres como en mujeres, la presión arterial elevada es el trastorno más frecuente de salud relacionado con el sobrepeso y la obesidad. Los individuos obesos (IMC de 30 o más) tienen el doble de probabilidad de desarrollar presión arterial elevada que sus contrapartes con peso saludable (IMC de 18.5 a 24.9).

Cuando el cuerpo acumula un exceso de grasa, tiende a retener sodio. Para diluir este sodio adicional que circula, retiene más agua. Esto aumenta el volumen de la sangre. Los vasos sanguíneos son elásticos, pero sólo pueden expanderse hasta cierto punto para acomodar el líquido adicional. Finalmente, la presión dentro de sus arterias aumenta, y esta fuerza excesiva hace que el corazón trabaje más fuerte. Si no se trata, la presión arterial elevada puede dañar muchos de los órganos y tejidos. La reducción de peso disminuye la presión arterial, lo cual reduce su riesgo de daño a muchos órganos vitales, incluyendo las arterias, corazón, cerebro, riñones y ojos.

Grasas anormales de la sangre

Niveles bajos de colesterol de HDL. Los estudios muestran que el sobrepeso y la obesidad se asocian con niveles bajos de colesterol de HDL ("bueno"). Al bajar de peso se puede aumentar el nivel de colesterol de HDL y disminuir el riesgo de enfermedad cardiaca.

Niveles elevados de triglicéridos. Los triglicéridos son la forma en la cual existe la mayoría de la grasa en los alimentos así como en el cuerpo. El cuerpo convierte las calorías que no necesita inmediatamente en triglicéridos y los transporta a las células de grasa para su almacenamiento. Debido a que el aumento de peso es resultado de comer más calorías de las que necesita, no sorprende que se encuentren niveles más altos de triglicéridos en la sangre de las personas con sobrepeso y obesidad. Los niveles elevados de triglicéridos pueden contribuir a la cardiopatía coronaria. Si tiene sobrepeso, alcanzar un peso saludable disminuye el nivel de triglicéridos.

Diabetes mellitus tipo 2

La diabetes tipo 2 (antes llamada diabetes mellitus no insulinodependiente o de inicio en la edad adulta) es la forma más común de diabetes en Estados Unidos. La diabetes tipo 2 reduce la capacidad del cuerpo para controlar el nivel de azúcar en la sangre. Es una de las principales causas de muerte temprana, enfermedad cardiaca, enfermedad renal, ataque cerebral y ceguera. El desarrollo de diabetes tipo 2 se asocia al aumento de peso después de los 18 años en hombres y en mujeres. De hecho, aproximadamente una cuarta parte de todos los casos nuevos de diabetes se debe a un aumento de peso de 5 kg o más. El riesgo de diabetes aumenta 25 por ciento por cada unidad de IMC arriba de 22. Bajar de peso y aumentar la actividad física puede reducir el riesgo de esta enfermedad. Si tiene diabetes, bajar de peso y ser más activo físicamente puede ayudar a disminuir el nivel de azúcar en la sangre.

Cardiopatía coronaria

Los riesgos de cardiopatía coronaria no mortal y mortal aumentan al incrementarse los niveles del IMC. Los riesgos más bajos se encuentran en hombres y mujeres con un IMC de 22 o menos, pero aumentan incluso con elevaciones modestas del IMC. Un aumento de peso de 4.5 a 9 kg puede incrementar el riesgo de cardiopatía coronaria 25 por ciento, y aumentos de peso de 20 kg o más pueden incrementar el riesgo más de 2.5 veces (250 por ciento).

Ataque cerebral

La relación del sobrepeso y la obesidad con el ataque cerebral no ha sido tan bien estudiada como la relación con la cardiopatía coronaria. Pero estudios recientes han arrojado una nueva luz sobre esta relación. La investigación actual muestra que el sobrepeso y la obesidad contribuyen al riesgo de ataque cerebral isquémico incluso en ausencia de hipertensión y diabetes (ambos son también factores de riesgo de ataque cerebral). El ataque cerebral isquémico es responsable de 80 por ciento de todos los ataques cerebrales y ocurre cuando se bloquea el aporte de sangre a una parte del cerebro.

Cálculos vesiculares

Los cálculos vesiculares son más frecuentes en las mujeres que en los hombres. Son más frecuentes si tiene sobrepeso, independientemente del sexo. El riesgo de cálculos vesiculares se incrementa al aumentar el peso. No es claro por qué el sobrepeso puede resultar en cálculos vesiculares.

La reducción de peso, particularmente la reducción rápida o de una gran cantidad de peso, puede aumentar también la probabilidad de desarrollar cálculos vesiculares. Una reducción lenta de peso —medio a un kilogramo por semana— tiene menos probabilidad de provocar la formación de cálculos vesiculares.

Osteoartritis

La osteoartritis es un trastorno articular frecuente que afecta más a menudo las rodillas, las caderas y la parte baja de la espalda. El exceso de peso aplica una presión adicional sobre estas articulaciones y desgasta el cartílago que las protege. Bajar de peso puede disminuir el estrés sobre estas articulaciones y mejorar los síntomas, incluyendo el dolor y la disminución de movimientos asociados a la osteoartritis.

Apnea del sueño

La apnea del sueño se asocia estrechamente al sobrepeso. Apnea significa una ausencia temporal de respiración. La apnea obstructiva del sueño es un trastorno serio que hace que una persona deje de respirar durante periodos cortos durante el sueño y roncar intensamente. La vía aérea superior es bloqueada durante el sueño y provoca que se despierte frecuentemente por la noche y tenga somnolencia durante el día. La apnea del sueño puede también causar insuficiencia cardiaca. La severidad de la apnea del sueño se relaciona con el grado de obesidad. La mayoría de las personas con apnea del sueño tiene un IMC mayor de 30.

Tanto en los hombres como en las mujeres que roncan, un cuello grande se asocia con apnea del sueño: en general, los hombres cuyo cuello mide 43 cm o más, y las mujeres cuyo cuello mide 40 cm o más, tienen mayor riesgo de apnea del sueño. La apnea del sueño es más frecuente en hombres que en mujeres, y las mujeres deben ser considerablemente más obesas que los hombres para que desarrollen este trastorno.

Los estudios muestran que bajar sólo 10 por ciento del peso corporal puede reducir la severidad de la apnea del sueño un 50 por ciento.

Info Vínculo

Para mayor información consulte nuestra página en Internet y busque en las palabras: *sleep apnea*. Ésta es nuestra dirección en Internet:

http://www.MayoClinic.com

Cáncer

Varios tipos de cáncer se asocian con el sobrepeso. En las mujeres, éstos incluyen cáncer de la mama, útero, colon y vesícula biliar. Los hombres con sobrepeso tienen mayor riesgo de cáncer del colon y de la próstata. Para algunos tipos de cáncer, no es claro si el riesgo aumentado se debe al peso adicional o a una dieta rica en grasa y en calorías.

¿Puede el peso afectar la duración de su vida?

La obesidad provoca una muerte más temprana. En adultos hasta la edad de 75 años, el exceso de peso aumenta el riesgo de morir por cualquier causa. En jóvenes, el riesgo de muerte aumenta más rápido con IMC crecientes que en adultos mayores.

Si tiene más de 75 años, puede o no beneficiarse con la reducción de peso. Hable con el médico. Según los riesgos para la salud, puede ser mejor mantener el peso en donde está. Personas de cualquier edad, sin embargo, pueden beneficiarse con una dieta saludable y actividad física segura.

Instrumentos de autoevaluación

Tres autoevaluaciones pueden ayudarle a determinar si tiene un peso saludable o puede beneficiarse bajando unos kilos. Estos instrumentos de evaluación son el índice de masa corporal (IMC), la circunferencia de la cintura (vea páginas 16 a 19) y la historia médica personal y familiar.

Manzanas y peras

Muchas de las enfermedades asociadas al exceso de peso son además influidas por la forma en que se distribuye la grasa. Si tiene la mayoría de la grasa alrededor de la cintura o en la parte superior del cuerpo, puede decirse que tiene "forma de manzana". Si usted tiene la mayoría de la grasa alrededor de sus caderas y muslos, o en la parte inferior del cuerpo, tiene "forma de pera".

Generalmente, en lo que se refiere a la salud, es mejor tener la forma de una pera que la de una manzana. Si tiene forma de manzana — panza o llanta de refacción— puede tener grasa en y alrededor de los órganos abdominales. La grasa en el abdomen aumenta el riesgo de hipertensión, cardiopatía coronaria, diabetes, ataque cerebral y ciertos tipos de cáncer. Si tiene forma de pera —caderas, muslos y glúteos grandes— los riesgos de salud no son tan altos.

Si tiene forma de manzana, especialmente con una cintura mayor de 88-102 cm (vea página 18) tiene un mayor riesgo de lo que los médicos llaman "síndrome X". El síndrome X se refiere a varios trastornos específicos de salud, incluyendo diabetes, hipertensión, niveles altos de triglicéridos y niveles bajos de colesterol de HDL ("bueno"). Ciertos factores se han asociado al peso creciente alrededor de la parte media del cuerpo y al síndrome X — fumar, beber alcohol (especialmente cerveza) y falta de actividad física, además de comer calorías en exceso.

Historia médica

Las cifras solas no reflejan todo el cuadro. Una evaluación de su historia médica, junto con la de la familia, es igualmente impor-

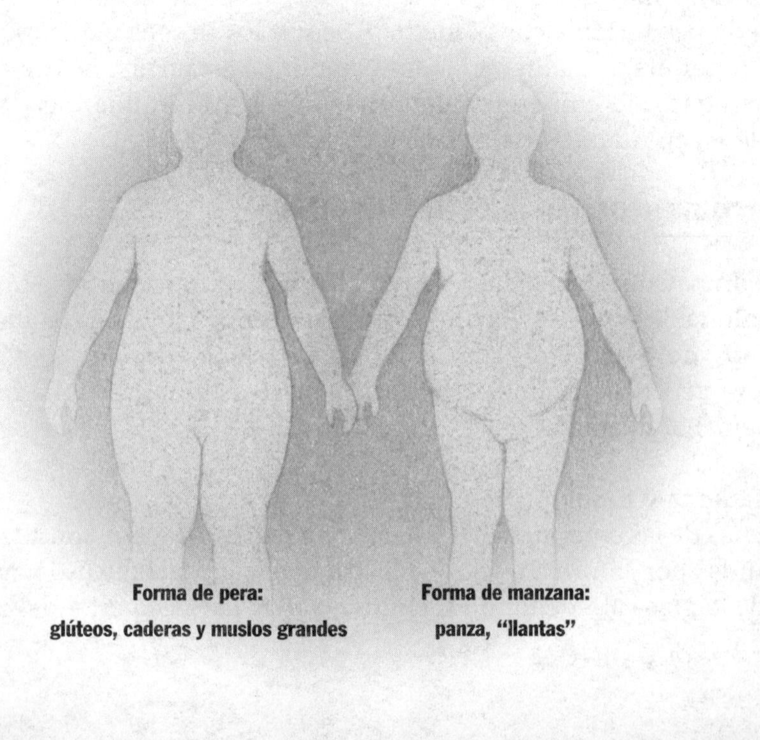

Forma de pera:
glúteos, caderas y muslos grandes

Forma de manzana:
panza, "llantas"

Trastornos de la alimentación

Para algunas personas, comer no es un simple placer, sino que involucra un trastorno psicológico complejo que puede tomar varias formas. Los trastornos de la alimentación son hábitos anormales de comer, incluyendo no comer suficiente, llevar una dieta y ejercicio extremos, comer en exceso grandes cantidades de alimento o purgarse antes de que el alimento pueda absorberse por el cuerpo, mediante el hábito deliberado de vomitar o utilizar laxantes. Se calcula que varios miles de personas con trastornos de la alimentación morirán por problemas médicos asociados.

Las personas con trastornos de la alimentación tienen a menudo bajo peso, pero pueden tener peso normal o sobrepeso. Las mujeres y las niñas sufren de trastornos de la alimentación mucho más que los hombres y los niños. Los dos trastornos principales de la alimentación son la anorexia nerviosa y la bulimia nerviosa.

- **Anorexia nerviosa.** La gente con anorexia nerviosa no come lo suficiente para mantener un peso saludable. A menudo tienen un índice de masa corporal menor de 18 (vea página 17). La anorexia puede llevar a desnutrición, daño al corazón y a los riñones, y niveles peligrosamente anormales de electrólitos en la sangre. También está relacionada con osteoporosis e irregularidad menstrual en las mujeres, y un riesgo más elevado de muerte temprana tanto en mujeres como en hombres.
- **Bulimia nerviosa.** Este trastorno de la alimentación se conoce también como "excederse y purgarse". Una persona con bulimia nerviosa come grandes cantidades de alimento en un corto tiempo, y luego se provoca el vómito, utiliza laxantes, o ambos para purgarse. Los periodos de exceso de alimento y purga pueden alternar con periodos de dieta extrema. El peso puede permanecer constante, pero puede fluctuar ampliamente. Puede causar deshidratación, daño a dientes y encías por los ácidos del vómito, daño a los órganos, sangrado interno por el estrés del vómito e incluso la muerte.

Si sospecha que usted o alguien que conoce puede tener un trastorno en la alimentación, hable con el médico. El tratamiento de los trastornos en la alimentación requiere asesoramiento psicológico así como nutricional, y a menudo incluye atención médica.

tante para determinar si el peso es saludable. Considere estas preguntas:

- ¿Tiene algún problema de salud, como hipertensión, diabetes o colesterol alto, que mejoraría si baja de peso?
- ¿Tiene una historia familiar de obesidad, cardiopatía coronaria u otras enfermedades relacionadas con el peso, como diabetes tipo 2, hipertensión o apnea del sueño?
- ¿Ha aumentado considerablemente de peso desde que estaba en la escuela?
- Fuma cigarrillos, toma más de dos bebidas alcohólicas al día o vive con estrés significativo? En combinación con estos comportamientos, el exceso de peso puede tener mayores implicaciones sobre la salud.

Info Vínculo

Para mayor información consulte nuestra página en Internet y busque en las palabras: *eating disorders*. Ésta es nuestra dirección en Internet:
http://www.MayoClinic.com

¿Realmente necesita bajar de peso?

Si el IMC muestra que no tiene sobrepeso (IMC menor de 25), si no tiene mucho peso alrededor del abdomen y si contestó no a todas las preguntas de la historia personal y familiar, probablemente no tenga ninguna ventaja en modificar el peso. Probablemente es saludable.

Si el IMC se encuentra entre 25 y 29, la circunferencia de la cintura es igual o excede las guías saludables o contestó sí por lo menos a una de las preguntas de su historia familiar o personal, usted se beneficiará bajando unos kilos. Discútalo con su médico en su próxima visita.

Si el IMC es de 30 o más, reducir el peso mejorará la salud y disminuirá el riesgo de enfermedades relacionadas con el peso y sus complicaciones.

Tenga presente que esta evaluación tiene el objeto de ayudarlo a tomar decisiones adecuadas respecto del peso y cómo éste se relaciona con los riesgos de la salud. La información presentada aquí se aplica a la mayoría de las personas, pero no puede tomar en cuenta todos los factores personales que pueden afectar el peso y la salud. Consulte al médico o nutriólogo para una valoración individual.

Capítulo 5

Medir el reto

Mensajes para llevar a casa

- **Identifique los retos que usted enfrenta antes de intentar bajar de peso**
- **Asegúrese que es el tiempo correcto**
- **Prepárese para hacer cambios**
- **Haga un compromiso**
- **Establezca las metas**
- **Planee para el futuro**

Todo está en la mente. Por supuesto, no estamos hablando del peso. Eso es real como las cifras de la báscula del baño. Sin embargo, sus temores respecto de bajar de peso están en su cabeza. Y esto tiene un efecto determinante en la posibilidad de tener éxito en bajar esos kilogramos.

Ya ha escuchado la consigna de la reducción de peso: comer menos, hacer más ejercicio. Es un concepto simple, pero difícil de poner en práctica. Todos los días se encuentra en toda clase de situaciones en las que es difícil comer menos.

¿Y quién tiene tiempo para el ejercicio? Si apenas puede pasar un día normal, corriendo a llevar los niños a la escuela, dedicando largas horas al trabajo, apurándose para acudir a varias actividades postescolares, recogiendo la ropa de la tintorería, preparando la cena y poniendo a lavar la ropa. ¿Ejercicio? ¿No ha hecho ya suficiente?

Si es como muchas personas, ha pensado cómo hacer que funcione. Sabe que quiere bajar ese peso de más, pero tiene que encontrar la forma que funcione en su vida. De otro modo pronto estará volviendo a lo de antes y dando excusas. Y cualquier peso que baje se vuelve a recuperar en cuanto deja el nuevo régimen.

Si está leyendo este libro, sabe también que virtualmente cientos de diferentes dietas de moda, programas para bajar de peso y pícaros prometen una rápida y fácil reducción de peso. Pero la base de un programa exitoso para tratar el sobrepeso sigue siendo la dieta y el ejercicio. Debe hacer cambios permanentes en su estilo de vida y hábitos de salud para bajar de peso y mantenerlo.

Cómo identificar retos peculiares

Cada quien tiene sus propios retos que suenan a desastre en un programa de reducción de peso. Para una persona puede ser el helado de vainilla con chocolate. Para otra, pueden ser los bocadillos salados. Cualquiera que sea su debilidad, sabe instintivamente que debe evitar estar cerca de estos alimentos.

Pero no es sólo el tipo de alimento el que puede atravesarse en su camino. Puede ser cuándo, dónde y cómo los consume.

Tal vez le gusta comer en la noche. Algunas lechuzas nocturnas encuentran que pueden hacer mucho más cosas después de que la familia se ha acostado. Pero si está haciendo viajes al refrigerador frecuentemente, debe saber que es tiempo de terminar con eso.

Debe evitar cenar demasiado tarde. Los nutriólogos recomiendan comer no muy tarde para que el alimento tenga tiempo suficiente de digerirse antes de dormir. Un consumo exagerado de calorías inmediatamente antes de ir a la cama intensifica los retos de comer en exceso.

Puede ser que coma algunos bocadillos mientras ve la televisión. No hay nada inherentemente malo en esta práctica, pero los expertos encuentran que tiende a comer sin pensar —que se traduce en comer más— cuando está distraído por la pantalla. Si éste es el problema, tal vez deba considerar tener a la mano alguna alternativa como zanahorias o alguna otra cosa rica en fibra y pobre en calorías, con este propósito.

Puede ser que sea un miembro orgulloso del club del plato limpio. Si es así, debe confrontar esa urgencia de comer todo lo que le han preparado. Las calorías adicionales no ayudan para nada, y están mejor en la basura.

Además de los factores que lo inducen a comer y que le pueden perjudicar, las personas sabotean a menudo las propias metas de reducción de peso con excusas cada vez más creativas. No tener tiempo suficiente, por ejemplo, está arriba en la lista de justificaciones de muchos profesionales ocupados. Y todos hemos escuchado (o utilizado) excusas como "Es mucho problema cocinar comidas saludables", "Nunca voy a bajar de peso porque está en mis genes", "Desde que empecé a tomar hormonas...", "Me da pena que me vean hacer ejercicio", y así por el estilo. Pero ¿qué puede ser más importante que dedicar un poco de tiempo a la salud?

Elimine lo que lo induce a comer

Es tan fácil dejar que la comida se salga de control. Antes que se dé cuenta, ha terminado toda una bolsa de papas fritas o ha vaciado toda una fila de galletas. ¿Cómo puede empezar a cambiar esos hábitos destructivos? Considere estas sugerencias:

- Distráigase del deseo de comer con algo positivo, como llamar a un amigo o hacer una diligencia.
- Ensaye decir no a los alimentos no saludables y a las raciones grandes — y cúmplalo. Igualmente importante, practique decir sí a los alimentos saludables, incluyendo las frutas y las verduras.
- Antes de comer algo, imagine la acción y las consecuencias.
- Coma cuando tenga hambre — no cuando el reloj señala la hora de comer.
- Limite los lugares apropiados para comer, como la cocina, el comedor, la cafetería de los empleados o los restaurantes locales, y coma sólo en esos lugares.
- Cuando coma, concéntrese en comer. No vea la TV, no lea, no hable por teléfono, no trabaje.
- Durante cada comida, mantenga los alimentos para servir fuera de la mesa.
- Empiece con la mitad de la cantidad que generalmente come, y coma más despacio. Trate de servir el alimento principal en plato de ensalada o postre para que parezca que es más alimento.
- En general, guarde el alimento fuera de la vista. Ponga los alimentos no perecederos en los anaqueles y los perecederos en recipientes opacos en el refrigerador. Hay una excepción, por supuesto: guarde los bocadillos saludables en un lugar visible.
- No guarde alimentos no saludables ricos en calorías. ¡Si está fuera de la casa, está fuera de la boca!

Los investigadores de los Centros de Control y Prevención de Enfermedades descubrieron que 44 por ciento de las mujeres está tratando de bajar de peso. Casi todas dijeron que habían modificado su dieta, y dos terceras partes tenían actividad física. Sin embargo, sólo una de cada cinco fue consistente respecto de practicar ejercicio regularmente y comer adecuadamente.

Simplemente admitir los retos personales propios no los soluciona; pero ayuda a planear cómo enfrentarlos y, así, va a tener éxito para bajar de peso de una vez por todas.

Cómo prepararse para cambiar

Las encuestas muestran que la mayoría de las personas lleva una dieta sólo una semana o dos antes de dejarla. Si quiere usted superar las probabilidades, necesita pensar en los cambios en el estilo de vida que debe hacer antes de empezar a modificarlos.

Primero, debe mirarse detenidamente. Considere la motivación, el nivel de estrés y la vida en general. Pregúntese, "¿Estoy tan ocupado en mi trabajo y con mi familia que va a ser difícil comprometerme con este esfuerzo a largo plazo?".

Contemple y escriba las cosas buenas que obtiene bajando de peso, como mejorar la salud, tener más energía y mejorar su apariencia. Enseguida considere y escriba las cosas negativas, como añadir ejer-

Agentes del cambio

¿Cómo puede ir más allá de los retos y de la resistencia personal para bajar de peso? Los psicólogos describen cinco estadios del cambio:

- Deje de resistir el cambio. Observe los costos de su comportamiento actual.
- Contemple el cambio. Primero, asegúrese que está listo; luego concéntrese en posibles soluciones, no en problemas.
- Prepárese para el cambio. Fije una fecha para dejar sus viejos comportamientos, luego seleccione las técnicas y comuníquelo a sus amigos.
- Actúe. Recompense incluso los éxitos más pequeños. (¡Pero no con alimento!).
- Mantenga el cambio. Busque apoyo. Cambie también el ambiente: no guarde el alimento chatarra fuera en la casa.

cicio a un horario ya saturado o hacer que la familia esté de acuerdo en los cambios en la dieta. Puede aumentar la motivación enfocándose en los pros y encontrando soluciones para los contras. Algunos expertos se refieren a este proceso del pensamiento como un "balance de decisiones".

Erradique la palabra "D"

Las personas que hacen modificaciones en la dieta para bajar de peso frecuentemente llaman a este esfuerzo "seguir una dieta". Pero seguir una dieta significa que finalmente va a dejar la dieta, y esto puede preparar las cosas para el fracaso.

Sabe que puede bajar de peso inicialmente con varios métodos, pero mantener el peso al que llegó requiere un cambio permanente en los niveles de actividad y en los hábitos de nutrición. Como cualquier cambio de comportamiento, adoptar nuevos patrones y dejar atrás los antiguos puede ser difícil, pero no imposible.

Sólo no utilice la palabra "D".

En su lugar, elija una frase positiva que refleje lo que quiere llevar a cabo. "Estoy cambiando mis hábitos de comer y practicar ejercicio", "Estoy creando un nuevo yo" o "Estoy trabajando para tener hábitos más saludables" podrían capturar mejor sus esfuerzos y la actitud que está escogiendo a largo plazo.

Si considera empezar a bajar de peso, dese cuenta que la voluntad sola no es suficiente. Dejar un comportamiento o adoptar uno nuevo puede requerir entre 3 y 30 intentos. Desafortunadamente no existe una fórmula mágica para cambiar los hábitos. Técnicas diferentes funcionan para personas diferentes. Necesita descubrir cuál lo satisface.

Empezar con un compromiso

Nadie puede hacer que baje de peso. De hecho, la mayor presión externa —a menudo de las personas cercanas a usted— puede hacer las cosas más difíciles. En la misma forma, tratar de bajar de peso para satisfacer a otra persona raras veces funciona. Debe querer hacer modificaciones en la dieta y en el ejercicio para satisfacción de usted mismo.

Por supuesto, esto no significa que debe hacerlo todo solo. El médico, una dietista o algún otro profesional de la atención de la salud pueden ayudarlo a desarrollar un plan para bajar de peso. Y asegúrese que pide apoyo de su cónyuge, familiares y amigos. Ellos lo conocen mejor, y probablemente estarán felices de proporcionar el aliento que necesita.

Al planear el inicio de los nuevos cambios en el estilo de vida relacionados con el peso, asegúrese que ha resuelto otros problemas de su vida. Se necesita mucha energía para cambiar hábitos, y debe estar seguro que se concentra en el asunto. El momento es crucial. El momento puede a menudo ser la diferencia entre el éxito y el fracaso.

Cuando está pensando en lo puede esperar de estos nuevos planes de alimentación y ejercicio, sea realista. La reducción saludable de peso viene lenta y constantemente. Intente bajar sólo medio a un kilogramo por semana. No conserve una fotografía de una supermodelo delgada en el refrigerador y no aspire a ser esa clase de ideal impracticable. En su lugar, intente alcanzar el peso confortable que mantenía fácilmente cuando era un adulto joven.

Haga que las metas sean del proceso (alimentación, ejercicio) y no metas de resultados (bajar 20 kg). Cambiar el proceso es la clave para bajar de peso. Asegúrese que las metas sean reales, específicas y medibles (Voy a caminar 30 minutos diariamente 5 días a la semana).

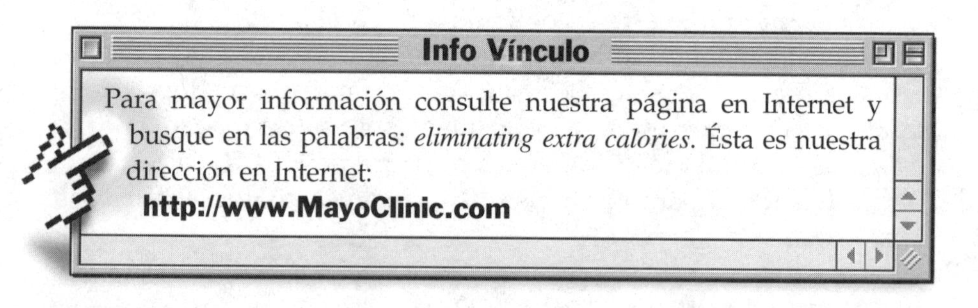

Establecer las metas

Una vez que ha valorado los factores que lo inducen a comer, el estilo de alimentación, los retos para el ejercicio y la resistencia general para bajar de peso, es tiempo de encontrar una estrategia que gradualmente cambie los hábitos y actitudes que pueden haber minado los esfuerzos pasados. Enseguida desmenuce esa estrategia en metas específicas y manejables.

Seleccione una fecha definitiva para empezar en las semanas siguientes. Una vez decidido, no cambie esa fecha por nada. Considere qué tan frecuentemente y cuánto tiempo practicará ejercicio el primer mes, en 6 meses y en un año. ¿Practicará ejercicio por periodos de 30 minutos, o agregará actividad a su vida subiendo las escaleras, estacionándose a varias cuadras o caminando en la hora del almuerzo? En general, el mejor ejercicio es el que se disfruta y se realiza consistentemente.

Determine un plan de alimentación real que incluya bastante agua, frutas y verduras. Empiece pensando en esto como una experiencia positiva. No quiera dejar por completo todo lo que disfruta comiendo. Con un plan de alimentación demasiado restrictivo se hará trampa, y luego abandonará el plan.

Escriba todo en esta fase de planeamiento. Con todo detalle. ¿Cuándo y en dónde lo hará? ¿Cómo se adaptará al horario? ¿Cuáles son los obstáculos potenciales, y cómo los va a enfrentar?

Empiece con poco. Recuerde que es a largo plazo. Está haciendo cambios en el estilo de vida, y estas metas son los primeros pasos en esa dirección. Cualquier cosa que empiece demasiado intensa o vigorosamente se volverá rápidamente desagradable y tiene más probabilidades de rendirse.

Al establecer sus metas, es útil rodearse con buenos ejemplos. Revistas como *Health, Shape* y *Walking* incluyen bastantes historias reales, recetas sencillas y saludables, consejos para practicar ejercicio y hechos interesantes respecto de la condición física. Incluso si come carne, una publicación como *Vegetarian Times* puede proporcionar una buena cantidad de recetas con bajo contenido de grasa.

Planear a futuro

Los viejos hábitos pueden estar tan enraizados, que los practica sin pensar. Sin embargo, puede ayudarse siendo consciente de todo lo que hace y ensayando luego mentalmente sus nuevos hábitos.

Imagínese que ha sido invitado a una fiesta en donde las mesas están suntuosamente arregladas con ricos alimentos. Antes de salir de casa, decida lo que se va a permitir en esa fiesta. Coma algo saludable antes de salir de casa para no estar tentado por los alimentos de la fiesta. Una vez ahí, en lugar de colmar su plato y regresar por más, tome una pequeña porción de varias cosas y deje espacio entre ellas en el plato. Coma lentamente y disfrute los sabores. Si todavía tiene hambre, vaya a la mesa de frutas y verduras.

Puede también considerar los beneficios del ejercicio en formas que le resulten atractivas. Al caminar en alguna pista para correr, piense que está haciéndolo en los caminos de Grecia, atravesando la meta del primer evento de caminata de 5 km, o disfrutando la sensación del tono de los músculos de las pantorrillas.

Acepte el hecho de que tendrá reveses. En lugar de rendirse, simplemente vuelva a empezar el día siguiente. Recuerde que está planeando cambiar su vida. No sucederá todo a la vez, pero los resultados valen la pena.

Haciendo el compromiso

Bajar de peso no es tan difícil. De hecho, yo he bajado de peso muchas veces, pero siempre volví a subirlo. El problema era que estaba buscando constantemente la píldora mágica, algo que funcionara para no tener que hacerlo yo. Luego decidí actuar, sobre todo porque no podía manejar el dolor emocional de seguir con tanto sobrepeso. A los 42 años, sabía que debía hacer algo.

Primero mantuve mi nuevo plan en secreto. Luego me di cuenta que necesitaba ayuda, y se lo dije a todos. Incluso empecé en un grupo de apoyo por e-mail con amigos de todo el país, desde Washington hasta Alabama. Cuando estás por rendirte, envía un SOS y tendrás seis e-mails de respuesta llenos de la motivación necesaria para seguir luchando.

He tenido que identificar mis retos personales. El helado, por ejemplo. Sé que no puedo tenerlo en casa, por lo que mejor voy a McDonald's por un cono con bajo contenido de grasa. Cuando como fuera, ordeno primero para no dejarme influir por lo que otros seleccionan. Pido una bolsa para llevar, y pongo ahí la mitad inmediatamente.

Las palomitas de maíz en el cine y las bolsas de dulces de tamaño extra grande son reemplazadas ahora por pretzels y uvas que traigo en la bolsa del abrigo. Digo que no a los bocadillos en el trabajo hasta las 4:55 y así no continúo regresando al área de comida por un poco más. He aprendido que tengo que ceder moderadamente a los antojos, o estaré comiendo 20 cosas y nunca estaré satisfecha.

El ejercicio diario es parte del programa —y mi menos favorita— pero es necesario mantener la reducción de peso. Tengo los tenis bajo mi escritorio y camino durante los descansos en el trabajo un total de 30 a 60 minutos al día.

He bajado 30 kilogramos en 14 meses y finalmente me deshice de mi ropa para gorda. Me di cuenta que no la necesito ya, porque he aprendido los cambios permanentes y saludables en mi estilo de vida.

En la noche que alcancé mi meta, una muchacha se me acercó y me dijo, "Usted es mi modelo". Casi lloré. Sé que vendrán días difíciles, pero seguiré centrada y comprometida, y nunca me rendiré. La recompensa de la buena salud vale el esfuerzo.

Julie

Julie
Rochester, Minn.

Capítulo 6

Fundamentos de una alimentación saludable

Mensajes para llevar a casa

- **Una perspectiva positiva tiene éxito**
- **Sus alimentos deben ser sabrosos, agradables y fáciles de preparar**
- **Coma diariamente una variedad de alimentos**
- **Las calorías importan cuando se trata de manejar el peso**
- **Para limitar las calorías, tenga cuidado con el tamaño de las raciones y con los alimentos ricos en azúcar y grasa**
- **Prefiera las verduras y las frutas al planear las comidas**
- **Las compras inteligentes son básicas para una cocina saludable**
- **Tenga cuidado cuando come fuera**

Adoptar un nuevo estilo de alimentación que favorezca un peso saludable implica disminuir las calorías. Pero disminuirlas no significa disminuir el sabor, la satisfacción o incluso la facilidad de preparación. Puede reducir el consumo de calorías comiendo alimentos sabrosos, saludables y prácticos. Comer bien significa disfrutar de un buen sabor, así como de buena nutrición. Tener variedad ayuda a alcanzar las metas sin comprometer el sabor o la nutrición.

Comer bien —seleccionar una dieta basada en plantas, que enfatiza las verduras, frutas y granos enteros— reduce también los riesgos de algunos de los asesinos principales y los trastornos relacionados. Muchos cánceres, enfermedades cardiacas y presión arterial elevada, entre otros trastornos, están relacionados con la alimentación, sobre todo con alimentos ricos en grasa y en grasa saturada. Incluso sin bajar de peso, adoptar un estilo de alimentación más saludable puede ser benéfico.

La variedad es la sal de la vida

Disfrutar una variedad de alimentos lo ayuda a mantenerse saludable. Ningún alimento proporciona todos los nutrientes que el cuerpo necesita. Seleccione entre una variedad de verduras, frutas, granos y fuentes magras de proteínas, incluyendo legumbres, pescado, productos lácteos de bajo contenido graso y carnes magras, para mejorar la nutrición y el sabor y promover un peso saludable.

Amplíe el repertorio de alimentos conociendo nuevos sabores e intentando nuevos alimentos. ¡Sea aventurero y creativo! Recuerde — la variedad es la sal de la vida. Pruebe un nuevo alimento y método de preparación cada semana. Probablemente ha escuchado de alimentos como el mango, kiwi, alcachofas, *argula* y tofu, pero puede no saber qué son, cómo prepararlos o en dónde encajan en su plan de alimentos. Aun cuando no necesita dejar por completo sus alimentos favoritos, tenga presente que existe todo un nuevo mundo excitante de alimentos que espera ser descubierto. Así que adelante y empiece a explorar.

Mejore el paladar

La falta de familiaridad con un alimento puede convertirse fácilmente en una barrera para probarlo. Revise la lista siguiente para encontrar alimentos que son nuevos, y lea enseguida las descripciones acompañantes. En su mayoría son fáciles de usar y con tanto sabor como los alimentos que ya conoce, si no es que más sabrosos.

- **Bulgur.** Un trigo cocido al vapor, desecado y luego triturado. El bulgur se cocina como el arroz. Para obtener la mayoría de nutrientes, busque las variedades de trigo entero.
- **Cebada.** Un grano que parece arroz y se cocina a menudo como arroz. La cebada es una buena fuente de fibra y tiene bajo contenido de grasa.
- **Col rizada.** Verdura de hojas verde oscuro con un sabor parecido a la col. La mitad de una taza de col rizada cocinada es una buena fuente de beta-caroteno (vitamina A), vitamina C y calcio. Cocine la col rizada igual que las espinacas — blanquéelo, cocínelo al vapor o fríalo en un poquito de aceite.
- **Kasha.** Semillas desecadas de las flores de trigo sarraceno, a menudo molida en partículas. Aun cuando el kasha no es técnicamente un grano o trigo, a menudo lo encuentra junto con otros granos en el supermercado. Como el arroz y otros granos, el kasha generalmente se cocina al vapor o en agua hirviendo.

- **Kiwi.** Una fruta carnosa verde brillante con un sabor que recuerda las fresas y la piña. Un kiwi tiene tanta vitamina C como una naranja, que es más que suficiente para cubrir las necesidades diarias. El kiwi puede pelarse y cortarse para ensaladas y postres.
- **Proteína de soya texturizada.** Sustituto de carne hecho a menudo con frijol de soya y especias. La proteína de soya texturizada generalmente se desmenuza en platillos como sustituto de la carne molida. A diferencia de la carne molida, la proteína de soya texturizada no requiere dorarse. (Puede encontrar también proteína de verduras texturizada, que se utiliza en la misma forma que la proteína de soya texturizada.)
- **Tempeh.** Alimento hecho de frijol de soya fermentado que se vende congelado o refrigerado en forma de pastel. El tempeh es un alimento básico en Indonesia. Tiene una textura de carne y sabor a nuez; puede utilizarse como sustituto de la carne. El tempeh es una fuente con bajo contenido graso de proteínas, calcio, fibra, isoflavonas y estrógenos naturales.
- **Tofu.** Un requesón hecho de frijol de soya en un proceso similar al utilizado para hacer queso. Debido a su sabor ligero y textura esponjosa, es un buen camaleón de sabores — absorbe el sabor de los alimentos con que lo cocina. Utilícelo en alimentos fritos con poco aceite o hágalo como si fueran huevos revueltos. Cuando está congelado, puede desmenuzarse para hacer recetas que llevan carne molida.
- **Tomatillo.** Fruta que parece un tomate verde pequeño, con una cáscara como pergamino. Tiene un sabor que recuerda al limón, manzana y hierbas. Los tomatillos proveen pocas calorías y proporcionan potasio. Agréguelos al guacamole, salsas y guisados.

Las calorías cuentan

En años recientes el contenido de grasa de la alimentación estadounidense ha estado bajo escrutinio de los investigadores. La industria alimentaria respondió desarrollando versiones de innumerables alimentos populares con contenidos reducidos de grasa. Lo que hemos observado desde el advenimiento de estos alimentos es que, a pesar de un menor consumo de grasa en la alimentación, los estadounidenses siguen siendo cada vez más gordos. El hecho es que los alimentos con contenidos reducidos de grasa tienen calorías — algunos incluso tantas calorías como la contraparte normal en grasa.

Por lo tanto, llegamos a lo siguiente: las calorías realmente cuentan. Usted aprendió en el capítulo 3 que la energía viene en diferentes formas — de la grasa, carbohidratos y proteínas en los alimentos, y del alcohol en algunas bebidas. Balancear la energía que recibe de los alimentos y la que gasta a través de la actividad física le ayuda a manejar el peso. Debido a que, gramo por gramo, la grasa tiene más del doble de calorías que los carbohidratos y proteínas, reducir el contenido de grasa de su alimentación es una forma importante de disminuir las calorías.

Grasa en la dieta

Cero grasa, libre de grasa, sin grasa, bajo contenido de grasa, reducido de grasa, "dietético". Desde la sopa a las nueces, los productos están etiquetados con un conjunto mareante de calificativos para la grasa — todos le recuerdan que debe mantener bajo el consumo de grasa. ¿Pero qué tan bajo puede ser? Las guías actuales del gobierno sobre la alimentación recomiendan que las calorías provenientes de la grasa que consumen los estadounidenses sanos no sea más de 30 por ciento de las calorías totales, pero éste es el límite superior. ¿Qué tan bajo debe ser para promover un peso saludable? Si una dieta con poca grasa es buena, ¿es mejor una dieta con menos grasa? No debe revisar únicamente el contenido de grasa. La grasa debe tomarse en cuenta en el cuadro total de la alimentación y de una vida saludable.

Las grasas son esenciales para la vida de todas las células. Desempeñan un papel en el sistema inmune de su cuerpo; en la síntesis de compuestos semejantes a hormonas que participan en la regulación de la presión arterial, la frecuencia cardiaca, la expansión de los vasos sanguíneos, la coagulación de la sangre y el sistema nervioso; y en mantener la estructura y la función de la envoltura exterior de las células. Los productos animales —carnes, productos lácteos y huevos— son las fuentes principales de grasa de la alimentación estadounidense. También proporcionan la mayoría de grasas saturadas y todo el colesterol. Las frutas, verduras y granos tienen un contenido relativamente bajo de grasa.

En la alimentación se encuentran diferentes clases de grasas — grasas saturadas, poliinsaturadas, monoinsaturadas y trans. En lo que respecta a la salud, no todas las grasas son iguales. Pero todas contienen el mismo número de calorías por gramo — 9, que es la razón por las que debe limitarlas en la alimentación.

Grasa saturada

La culpable principal de aumentar el colesterol de la sangre e incrementar el riesgo de cardiopatía coronaria, la grasa saturada, es generalmente sólida o como cera a temperatura ambiente. Los alimentos ricos en grasa saturada incluyen las carnes rojas y la mayoría de productos lácteos, así como el aceite de coco, palma y otros aceites tropicales.

Grasa poliinsaturada

Este tipo de grasa ayuda a bajar el colesterol de la sangre, pero parece susceptible de un proceso químico llamado oxidación, que permite que las células de las arterias absorban grasa y colesterol. Generalmente es líquida a temperatura ambiente y en el refrigerador. Los aceites vegetales, como cártamo (alazor), maíz, girasol, soya y semilla de algodón son ricos en grasa poliinsaturada.

Grasa monoinsaturada

Este tipo de grasa ayuda también a bajar el colesterol de la sangre y es más resistente a la oxidación. Es líquida a temperatura ambiente, pero puede empezar a solidificarse en el refrigerador. Los aceites de oliva, canola y nuez son fuentes de grasa monoinsaturada.

Grasa trans

También referida como aceite vegetal parcialmente hidrogenado, este tipo de grasa puede ser tan perjudicial para la salud como la grasa saturada (incluso puede ser peor) porque aumenta los niveles de colesterol de la sangre junto con otros efectos. Las fuentes más frecuentes incluyen la grasa vegetal endurecida, como la margarina o manteca vegetal, y productos hechos con ellos, como bizcochos, galletas y ciertos alimentos preparados.

La realidad — bajo contenido de grasa no significa necesariamente bajo en calorías

Los alimentos de bajo contenido graso, de contenido graso reducido y "dietéticos" pueden tener contenidos bajos (o menores) de grasa. Pero no se engañe por lo que dice la etiqueta. Algunos alimentos procesados etiquetados como "de bajo contenido graso" son también ricos en calorías y ofrecen poco valor nutricional. Las frutas, verduras y granos enteros, por otro lado, tienen naturalmente un bajo contenido de grasa así como de calorías. Para evitar el error, ponga atención en la grasa, las calorías y los nutrientes de todos los alimentos que consume. Los tres son importantes; un vistazo a los gramos de grasa no le dice todo lo que usted necesita saber.

Además, consuma porciones pequeñas de todos los alimentos, incluyendo los alimentos con bajo contenido graso.

Manejada incorrectamente, aun una dieta con poca grasa puede causar aumento de peso. Esto sucede si disminuye la grasa, pero toma calorías en exceso, ignorando el resto de lo que come. Demasiadas calorías de cualquier fuente agregan kilogramos. Además, la restricción severa de la grasa hasta el punto de eliminar todos o casi todos los alimentos grasos de su alimentación puede privarlo de los nutrientes necesarios que se encuentran en esos alimentos.

Cómo seleccionar la carne magra

La cantidad de grasa en la carne varía con la cantidad de "marmoleo" — las partículas blancas de grasa diseminadas en la carne. Para reducir la grasa, seleccione carne con el menor marmoleo posible:

- Cortes redondos
- Cortes de lomo
- Carne molida magra o extra-magra

También busque el grado de la carne

- La carne de "Primera" tiene la mayor cantidad de grasa
- La carne de "Elección" es la categoría siguiente hacia abajo
- La carne de "Selección" tiene la menor cantidad de grasa y menos calorías que la de elección
- Cuando sea posible, prepare platillos con aves de corral (carne blanca, quitándole la piel y la grasa) o pescados y mariscos en lugar de carne de bovino

Carbohidratos en la dieta

Si consume menos grasa, es probable que esté consumiendo otras cosas para llenar el vacío. Ese algo probablemente son carbohidratos. Los carbohidratos son el combustible que el cuerpo necesita para funcionar. El cerebro, por ejemplo, utiliza principalmente carbohidratos como fuente de energía. La mayoría de carbohidratos viene de las plantas. Los granos, verduras, frutas y legumbres (como chícharos y frijoles) son fuentes típicas. Los productos lácteos son los únicos alimentos animales con cantidades significativas de carbohidratos.

En la base de todos los carbohidratos están las "unidades" de azúcar. De acuerdo con cuántas haya y de la forma en que están conectadas, estas unidades determinan si los carbohidratos son simples (azúcares) o complejos (almidones y fibras).

Los carbohidratos simples están formados por unidades sencillas o dobles de azúcar. Los carbohidratos simples se encuentran en la leche, fruta y algunas verduras. Sin embargo, la fuente principal en la alimentación de la mayoría de las personas es el azúcar que se agrega y los alimentos procesados. El azúcar de mesa es una forma pura de carbohidrato simple.

Los carbohidratos complejos —almidones y fibras— están formados por combinaciones de cadenas de unidades de azúcar. En contraste con los carbohidratos simples, el cuerpo generalmente necesita más pasos para degradar los almidones. La fibra es tan compleja que ni siquiera es digerida. Los carbohidratos complejos pueden encontrarse en granos o alimentos hechos de granos, como pan, cereal y pasta. Las papas y algunas otras verduras, como el maíz y la calabaza, son ricos en almidón.

Los azúcares y almidones proporcionan 4 calorías por gramo, mientras que la fibra no tiene calorías porque no se absorbe. En lugar de esto, ayuda a mover las cosas más fácilmente a través del sistema digestivo y puede disminuir la absorción de calorías.

El caso de fibra abundante

Los expertos en salud están poniendo cada vez más atención al importante papel que desempeñan ciertos carbohidratos complejos en la alimentación. De interés especial son los alimentos ricos en fibra y en nutrientes, como los granos enteros, verduras y leguminosas (vea página 62). Los carbohidratos ricos en fibra se digieren más lentamente y como resultado, el nivel de azúcar en la sangre no aumenta tan rápidamente. Al consumir más alimentos ricos en fibra, las personas con diabetes pueden ayudar a mantener más bajos los niveles de glucosa en la sangre. En comparación, los carbohidratos con poca fibra se digieren más rápidamente, por lo que aumentan rápidamente el azúcar de la sangre. La fibra protege también de enfermedades cardiacas.

Cómo obtener sus carbohidratos

Los expertos en nutrición generalmente están de acuerdo en que 55 a 60 por ciento de las calorías totales diarias deben venir de los carbohidratos. Debido a que no todos los carbohidratos son iguales, existe una evidencia creciente de que debe seleccionar los que consume.

Aléjese de los carbohidratos simples como el azúcar de mesa y otros edulcorantes, y limite el jugo de frutas — consuma frutas frescas lo más posible. De los carbohidratos complejos, evite el exceso de carbohidratos pobres en fibra. En su lugar, intente comer suficientes carbohidratos complejos que incluyen una buena dosis de fibra, como el pan, pasta y arroz integrales, bulgur y verduras frescas, crudas o ligeramente cocinadas.

Aclarando las cosas — los carbohidratos no engordan

Los carbohidratos no engordan: el exceso de calorías es lo que engorda. Recientemente la prensa popular ha estado prestando cada vez más atención a las dietas pobres en carbohidratos y ricas en proteínas — dietas que han existido durante décadas en una forma o en otra, pero que nunca han sido apoyadas por la investigación. Afirman que puede comer toda la carne y queso que quiera y bajar de peso.

Estas dietas hablan mal de los carbohidratos afirmando que contribuyen a la obesidad estimulando la secreción de insulina, que favorece la grasa corporal. Aun cuando los carbohidratos estimulan la secreción de insulina inmediatamente después de consumirlos —éste es el proceso normal que permite que los carbohidratos se absorban en las células— las personas no aumentan de peso con dietas ricas en carbohidratos a menos que coman un exceso de calorías, y el exceso de calorías de cualquier fuente causa aumento de peso.

Quienes proponen las dietas ricas en proteínas insisten en que el consumo de carbohidratos causa resistencia a la insulina y niveles de azúcar en la sangre crónicamente elevados. La verdad es que las causas de los niveles de azúcar en la sangre crónicamente elevados —conocidos como diabetes— son la obesidad, la inactividad y las tendencias hereditarias.

Además, algunas de las dietas pobres en carbohidratos restringen los granos, frutas y verduras, y enfatizan la leche, carne y grasa. La leche entera y la carne están cargadas de grasas saturadas y colesterol, que favorecen la enfermedad cardiaca. También el contenido total de grasa de los productos lácteos y de la carne favorece la obesidad y ciertos cánceres.

Los alimentos basados en plantas —como granos, frutas y verduras— no sólo tienen un bajo contenido de grasa y grasa saturada (no contienen colesterol), sino que también están cargados de vitaminas indispensables, minerales y otros nutrientes que combaten enfermedades, como fibra, antioxidantes e isoflavonas. Estos fitoquímicos desempeñan un papel protector para combatir enfermedades severas, como cáncer, osteoporosis, hipertensión y enfermedad cardiaca. Por lo tanto, no crea los rumores — muchos alimentos que contienen carbohidratos son saludables y son una parte importante de un plan de reducción de peso.

Vigile el tamaño de las raciones

La importancia del tamaño de las raciones a menudo se subestima. Puede pensar "una sentada a comer es igual a una ración", pero esto generalmente está lejos de la realidad. El tamaño de las raciones puede ser más pequeño de lo que piensa. Inicialmente puede encontrar útil medir y pesar los alimentos. Después de un tiempo se volverá experto midiéndolos sólo con verlos. Si utiliza las siguientes sugerencias como guía, podrá dejar la báscula de la cocina y empezar a vigilar el progreso en otra báscula:

Tamaño de las porciones

Una porción de ...	Es aproximadamente del tamaño de ...
Carne o pescado 90 g (3 onzas)	Una baraja de naipes
Queso 45 g (1 1/2 onzas)	Un par de dados

Es especialmente importante vigilar el tamaño de las raciones cuando come fuera. La mayoría de restaurantes sirve raciones demasiado grandes. Pero no necesita consumir todo lo que sirven en el plato. Use los consejos fáciles de recordar que se han mencionado para ayudar a determinar los tamaños de las raciones cuando coma fuera de casa, y ahorre el resto para el almuerzo del día siguiente.

Densidad de energía — sentirse satisfecho con menos calorías

Sentirse satisfecho con menos calorías — suena como truco. Pero los estudios han mostrado que este concepto es lógico. Los científicos de la Universidad Estatal de Pensilvania y de la Universidad de

Alabama en Birmingham han estudiado el concepto de la densidad energética y lo han puesto a prueba en los laboratorios de nutrición en personas reales. Las personas de los estudios han bajado significativamente de peso y generalmente lo han mantenido, disminuyendo el riesgo de enfermedades relacionadas con el peso.

Simplemente, la densidad de energía de un alimento se refiere a las calorías en una determinada cantidad de alimento. Los alimentos ricos en grasa tienen a menudo una alta densidad de energía — una cantidad relativamente pequeña de alimento contiene un número grande de calorías. Los alimentos con alta cantidad de agua y fibra, por otro lado, generalmente tienen un pequeño número de calorías en una cantidad grande de alimento. Estos alimentos son considerados de baja densidad de energía. Pero no todos los alimentos que tienen alta densidad de energía son ricos en grasa. Por ejemplo, el azúcar tiene alta densidad de energía. Además, no todos los alimentos ricos en fibra tienen baja densidad de energía.

Considere un recipiente de 60 mL (1/4 de taza) — es muy pequeño. Llénelo con pasas. Ahora considere un recipiente de 500 mL (2 tazas) y llénelo con uvas. Cada porción tiene la misma cantidad de fibra y contiene unas 100 calorías, pero usted obtiene casi 8 veces más de alimento con las uvas.

Puede pensar cómo es posible si las pasas son uvas desecadas. Pero cuando se secan pierden la mayor parte del agua. El agua aumenta el volumen del alimento sin aumentar las calorías. Por lo tanto obtiene mucho más alimento por las mismas calorías. Las pasas tienen una densidad de energía mucho mayor que las uvas. Trate de incluir en la dieta todos los alimentos con baja densidad de energía que pueda. Aprenderá más acerca de cómo hacerlo en el capítulo 7.

Grupos fundamentales de alimentos

En el capítulo 7 aprenderá a convertir los conocimientos en acciones. Los fundamentos de una alimentación saludable, que se establecen en el siguiente capítulo, se basan en el concepto de la densidad de energía y los siguientes grupos de alimentos: verduras, frutas, carbohidratos, proteínas, productos lácteos, grasas y dulces. Aquí se presenta una visión detallada de estos grupos.

Grupo de verduras y frutas

Puede disfrutarlas crudas o cocinadas, solas o acompañando a otros platillos, en sopas o ensaladas, como aperitivos, platillos principales o postres. Las verduras y frutas ofrecen un conjunto maravilloso de sabores, texturas y colores; confieren un nuevo significado a "comer bien". No sólo proporcionan placer sensorial, también promueven la salud a través de los nutrientes que combaten enfermedades. Obtiene mucho por su dinero con verduras y frutas porque son ricas en nutrientes y proveen pocas calorías.

La mayoría de verduras y frutas tienen baja densidad de energía porque tienen un alto contenido de fibra y agua — dos importantes nutrientes que no proporcionan calorías pero ayudan a sentirse satisfecho. Puede mejorar la dieta sin disminuir el volumen de alimento que come consumiendo más verduras y frutas en lugar de alimentos que tienen más grasa y calorías. Intente una verdura o una fruta nueva cada semana. Encuentre sus favoritos y tómelos a menudo.

Verduras. Las verduras no contienen colesterol y su contenido de grasa, sodio y calorías es naturalmente bajo. Son ricos en fibra y fitoquímicos. Las verduras frescas son mejores, pero las verduras congeladas son buenas también. La mayoría de verduras enlatadas tienen un alto contenido de sodio, porque el sodio se utiliza como conservador en el proceso de enlatado. Si utiliza verduras enlatadas, busque las etiquetas que indiquen que no se ha agregado sal, o asegúrese de enjuagarlas.

Cuando seleccione productos frescos, escoja las verduras de la estación. Búsquelas de colores brillantes, sin manchas, y con su forma y tamaño característicos. Las hojas deben ser crujientes — cualquier signo de que se marchita indica que no es fresca. Y compre únicamente lo suficiente para unos cuantos días. El almacenamiento prolongado disminuye los niveles de nutrientes y el sabor.

No lave las verduras antes de guardarlas. Coloque las verduras de raíces como papas, nabos, camotes y nabo sueco en un lugar fresco y oscuro, y guarde las otras verduras en el refrigerador. Asegúrese que todos los productos estén secos antes de guardarlos.

Al preparar las verduras, lávelas bien para remover lo sucio y los residuos de pesticidas. Cuando sea posible no quite las cáscaras comestibles de las verduras porque pueden contener considerables nutrientes, incluyendo fibra. Si las cocina, hágalo tan brevemente como sea posible. La exposición prolongada a altas temperaturas hace que se pierdan algunos nutrientes.

Puede (y debe) disfrutar comer muchas verduras crudas. Mantenga pimientos, brócoli, zanahorias, coliflor, apio, jitomates y otras verduras crudas listos para comer en el refrigerador, y consúmalos si siente la urgencia de un bocadillo. Si le gusta comer verduras crudas con aderezo, haga su propio aderezo con yogur o queso cottage de bajo contenido graso o sin grasa mezclado con varias hierbas y sazonadores, o seleccione un aderezo comercial sin grasa o de bajo contenido graso.

Frutas. Como las verduras, las frutas son excelentes fuentes de fibra, vitaminas, minerales y otros fitoquímicos. También proveen pocas calorías y están virtualmente libres de grasa (excepto el aguacate), por lo que ayudan a controlar el peso y reducir el riesgo de enfermedades relacionadas con el peso. Siempre es mejor la fruta fresca, pero las frutas congeladas sin azúcar agregada y la fruta enlatada en su jugo o en agua son alternativas aceptables. Consuma frutas desecadas, como pasas y ciruelas, pocas veces porque son una fuente concentrada de calorías, o tienen alta densidad de energía — esto significa que un pequeño volumen es rico en calorías.

Las frutas hacen sabrosos bocadillos. Si siente la urgencia de tomar un bocadillo entre los alimentos o si le gusta el dulce, conserve un tazón de fruta fresca a la mano. Las frutas son también excelentes como parte de una comida completa. Agregue fruta al cereal en la mañana, a la ensalada en el almuerzo, o utilícela como postre.

Como las verduras, seleccione frutas de la estación — mientras más cercano esté de la fuente, más fresca es la fruta. Seleccione frutas que se sientan pesadas para su tamaño. Huélalas en busca del aroma característico.

Lave las frutas cuidadosamente en agua fría corriente antes de cortarlas o consumirlas. Igual que con las verduras, deje las cáscaras comestibles para textura adicional y nutrientes, incluyendo fibra. Prepare frutas frescas poco tiempo antes de servirlas para maximizar su sabor, textura y nutrientes. Algunas ensaladas se benefician enfriándolas un poco antes de servirlas para mezclar los diversos sabores.

Grupo de los carbohidratos

Anteriormente en este capítulo aprendió respecto de los carbohidratos como nutrientes (ver página 56). En el capítulo 7 se utiliza el término "carbohidratos" también para referirse a un grupo de alimentos — específicamente granos, como pan, cereales, arroz y pasta, y verduras con almidón como maíz, papas y algunas calabazas. Los carbohidratos varían en la densidad de energía. Carbohidratos como los cuernos, galletas y pan para postre son ricos en grasa y calorías y también tienen alta densidad de energía. Pero muchos carbohidratos tienen baja densidad de energía. Generalmente, cuanto más complejo es un carbohidrato, menor es su densidad de energía. Recuerde que la fibra y el agua añaden volumen sin añadir calorías. Por lo tanto, mientras mayor sea el contenido de fibra o agua, menor es la densidad de energía del carbohidrato.

Seleccione pan, cereal, arroz y pasta de granos enteros en lugar de productos refinados. Los granos enteros contienen salvado y germen, que contribuyen con fibra. Los granos enteros son también fuentes importantes de vitaminas y minerales, como las vitaminas A, E y B-6, selenio, zinc, cobre y hierro.

Cuando seleccione los productos de granos, busque la palabra "entero" (como en "granos enteros" o "trigo entero") en el paquete y en la lista de ingredientes. Los productos de granos enteros deben estar entre los primeros ingredientes de la lista.

Grupo de proteínas/productos lácteos

Las proteínas son esenciales para la vida humana — todas las células del cuerpo las contienen. La piel, huesos, músculos y tejidos de los órganos están hechos de proteínas, y se encuentran en la sangre, hormonas y enzimas también. Las proteínas son también un nutriente encontrado en los alimentos. Proporcionan 4 calorías por gramo — al igual que los carbohidratos.

Las proteínas son también un grupo de alimentos. Los alimentos ricos en proteínas incluyen legumbres, pescado, carne magra y productos lácteos de bajo contenido graso, como la leche, el yogur y el queso sin grasa o de bajo contenido graso. Las personas generalmente piensan en productos lácteos como ricos en calcio, pero también son una buena fuente de proteínas. Como verá cuando llegue al capítulo 7, la mayoría de alimentos que consume viene del grupo de verduras, frutas y carbohidratos. Pero el grupo de proteínas y productos lácteos es también un grupo importante.

Aunque son una buena fuente de proteínas y calcio (que es esencial para los huesos), los productos lácteos de leche entera son ricos en grasa, especialmente grasa saturada, y calorías. Sin embargo, los productos de leche descremada y de leche de bajo contenido graso (1 por ciento) proporcionan la misma nutrición sin la grasa y las calorías agregadas. Tienen también una densidad de energía relativamente baja, porque contienen bastante agua.

¿Qué son las leguminosas?

El término "leguminosas" se refiere a una familia grande de plantas que incluye frijoles, lentejas y chícharos, cuyas semillas se desarrollan dentro de vainas y generalmente se secan para facilidad de almacenamiento. Las legumbres son ricas en fibra y proteínas.

Algunos frijoles más comunes incluyen frijoles negros, frijoles rojos, habas, frijoles bayos, frijoles de soya y alubias. Ejemplos de chícharos incluyen los chícharos de ojo negro, el garbanzo y los chícharos secos. Las lentejas más frecuentes son de la variedad café, naranja o rosa.

CONSEJOS

- Compre legumbres recientemente desecadas — los productos nuevos se cocinan más rápidamente.
- Busque legumbres de tamaño semejante — se cocinan más uniformemente.
- Guarde las legumbres a temperatura ambiente lejos de la luz, el calor y la humedad — se conservan bien hasta 1 año.
- Empape las legumbres grandes y desecadas antes de cocinarlas — rehidratarlas facilita un cocinado más uniforme. Los chícharos secos y las lentejas no requieren empaparse.
- Utilice por comodidad legumbres enlatadas — pero enjuáguelas bien para eliminar la sal que se les pudo haber agregado durante el procesamiento. O precocine sus propias legumbres desecadas y congélelas para uso futuro (hasta 1 año).

Grupo de grasas

El grupo de las grasas contiene alimentos y productos hechos principalmente de grasas, como aceite, margarina, mantequilla, aderezos de ensalada y mayonesa. Aunque las nueces contienen proteínas, están en este grupo de alimentos porque son ricas en grasa. Otras semillas como ajonjolí, pistache, avellana, etc. se incluyen en este grupo y se conocen como oleaginosas.

Las grasas más saludables incluyen las que son ricas en grasa monoinsaturada, como el aceite de oliva, canola y nuez. Limite el consumo de grasas saturadas —como mantequilla, manteca y aceites tropicales (aceite de coco y palma)— porque aumentan los niveles de colesterol. Todas las grasas, incluso las más saludables, deben consumirse poco porque tienen una alta densidad de energía.

Un vaso de leche de 240 mL contiene . . .

	Grasa (g)	Grasa saturada (g)	Colesterol (mg)	Proteínas (g)	Calorías
Leche entera (3.5 por ciento de grasa)	8	5	34	8	150
Leche de contenido graso reducido (2 por ciento de grasa)	5	3	18	8	120
Leche de bajo contenido graso (1 por ciento de grasa)	3	2	10	8	100
Leche sin grasa (descremada)	0	0	4	8	85

Abreviaturas: g, gramos; mg, miligramos

Grupo de dulces

No tiene que dejar completamente el dulce — eso no es realista. Pero sea inteligente en las selecciones y en el tamaño de las raciones. Los dulces y postres tradicionales son una fuente importante de calorías (sobre todo de azúcar, grasa o ambas) y tienen una elevada densidad de energía, y sin embargo ofrecen poco en cuanto a nutrición.

Prepárese para el éxito no guardando golosinas, dulces y pasteles ricos en calorías y grasa en el refrigerador y la despensa. Deshacerse de la tentación antes que cause un problema es fácil y eficaz. Planee también con anticipación las celebraciones — una recepción, un cumpleaños familiar, un aniversario especial, el retiro. Disminuya las calorías ese día, haga ejercicio extra, o haga que sea la única ocasión en que come dulce esa semana.

El grupo de dulces está compuesto de golosinas, pasteles, bizcochos, pays, donas y postres congelados ricos en calorías, pero pobres en nutrientes. Deben limitarse, y si es posible seleccionar mejores opciones de postres — como pastel de claras de huevo, barquillos de vainilla, galletas de higo, yogur de bajo contenido graso congelado o sorbete.

Lleve ahora los conocimientos de los grupos de alimentos al supermecado, a la cocina o incluso al restaurante.

Compras inteligentes

Seleccionar una dieta para conseguir un peso saludable empieza en el supermercado. Debido a que hay tantas opciones, ir al supermercado puede ser abrumador. ¡Pero no tema! Siga estos sencillos pasos y estará en camino del éxito. Haga una lista. No vaya con el estómago vacío. Busque alrededor de la tienda. Lea las etiquetas de los alimentos.

Paso 1 — Haga una lista

Utilizando los menús del capítulo siguiente o los suyos propios basados en la Pirámide del Peso Saludable de la Clínica Mayo (vea página C2), haga un plan para los alimentos de la semana y úselo para hacer la lista de compras. Hacer una lista no sólo hace que el viaje al supermercado sea más eficiente, sino lo hace más exitoso. Le ayuda a evitar compras impulsivas y disminuir la ansiedad. Compre sólo lo que está en la lista. Si usted hace las compras generalmente en el mismo lugar, conserve una lista maestra con las cosas en el orden en que recorre la tienda.

Paso 2 — Haga las compras después de una buena comida

Es más difícil resistir las compras impulsivas y los bocadillos, que a menudo son ricos en grasa, calorías y sodio, cuando tiene hambre. Por lo tanto, haga las compras después de una buena comida. Algunas veces, sin embargo, eso no es posible. Lo mejor que puede hacer si hace las compras teniendo el estómago vacío es beber un poco de agua o comprar una fruta fresca para mascar antes de ir al supermercado.

Paso 3 — Compre alrededor de la tienda

¿Ha notado que los alimentos más frescos y más saludables tienden a encontrarse alrededor del perímetro de la tienda? Dibuje la tienda en la mente y siga los bordes — ¿ve la sección de frutas y verduras, la pastelería, el departamento de pescados y mariscos, el refrigerador de la carne y el mostrador de los productos lácteos? Es probable que los pueda ver todos. Aunque hay buenas opciones en la parte media del supermercado (como pastas y granos), la mayoría de las selecciones debe venir del perímetro del supermercado.

Paso 4 — Comprenda las etiquetas de los alimentos

A partir de mayo de 1994, los artículos empacados que se venden en Estados Unidos deben llevar una etiqueta con la Información nutrimental. Éste es un panel que en un vistazo permite verificar si el alimento se adapta a un plan típico de alimentación.

Cada etiqueta contiene información pertinente a:

El tamaño de las raciones. Vea el tamaño de las raciones y las raciones por paquete. Vea si el tamaño de las raciones es similar a la cantidad que usted consume. Si consume más, el número de calorías y la cantidad de nutrientes que obtiene de ese artículo será mayor.

Grasa total. Use esta información para añadir a la cantidad de grasa que consume. En una dieta de 1,000 calorías, el máximo debe ser aproximadamente de 30 a 35 gramos, y para una dieta de 1,400 calorías el máximo debe ser aproximadamente de 45 gramos. Estas cantidades mantienen las grasas en el nivel recomendado — menos de 30 por ciento de las calorías diarias.

Valores diarios. Estos valores representan la cantidad deseable de nutrientes en las dietas de 2,000 y 2,500 calorías. El porcentaje de valores diarios representa lo que contiene una ración de la dosis diaria recomendada, basada en 2,000 calorías. Tenga presente que para favorecer la reducción de peso probablemente necesite menos de 2,000 calorías al día. Seleccione los alimentos que tienen valores diarios elevados de nutrientes saludables — fibra, vitaminas y minerales.

Información nutrimental

Tamaño de la ración 6 barquillos (28 g)
Raciones por paquete aproximadamente 10

Cantidad por ración	
Calorías 130 Calorías de la grasa 40	
	% Valor diario*
Grasa total 4.5 g	**7%**
Grasa saturada 1 g	**4%**
Grasa poliinsaturada 0 g	
Grasa monoinsaturada 1.5 g	
Colesterol 0 mg	**0%**
Sodio 130 mg	**5%**
Carbohidratos totales 20 g	**7%**
Fibra alimentaria 30 g	**13%**
Azúcares menos de 1 g	
Proteínas 3 g	

Vitamina A 4%	Vitamina C 0%
Calcio 0%	Hierro 6%
Fósforo 10%	

* El porcentaje de valores diarios está basado en una dieta de 2,000 calorías. Sus valores diarios pueden ser mayores o menores dependiendo de sus necesidades calóricas.

	Calorías	2,000	2,500
Grasa total	Menos de	65 g	80 g
Grasa sat.	Menos de	20 g	25 g
Colesterol	Menos de	300 mg	300 mg
Sodio	Menos de	2,400 mg	2,400 mg
Carbohidratos totales		300 g	375 g
Fibra alimentaria		25 g	30 g

Algunas etiquetas de alimentos contienen también afirmaciones estandarizadas. Las ve usted todos los días — términos y frases como "bajo contenido de grasa" y "buena fuente de fibra". Pero, ¿sabe lo que significan? La Administración de Alimentos y Medicamentos ayudó tremendamente a los consumidores cuando estandarizó las afirmaciones en las etiquetas, porque ayudó a aclarar un poco la confusión. Verifique el cuadro que se presenta abajo. Con este conocimiento adicional, ¡estará listo para recorrer los pasillos del supermercado!

Busque estas palabras claves en las etiquetas de los alimentos

TÉRMINO	LO QUE SIGNIFICA
Dietético	*Grasa:* contiene 50 por ciento menos de grasa que un producto comparable *Calorías:* contiene 33 por ciento menos calorías que un producto comparable y menos de 50 por ciento de calorías provienen de la grasa *Sodio:* contiene por lo menos 50 por ciento menos sodio que un producto comparable y tiene bajo contenido de calorías y grasa
Reducido	*Ejemplos:* contenido reducido de sodio, contenido reducido de grasa Contiene 25 por ciento menos de un nutriente que un producto comparable
Libre	*Ejemplos:* libre de grasa, libre de azúcar No contiene o contiene sólo cantidades "insignificantes" del nutriente que se menciona, como grasa, grasa saturada, colesterol, sodio, azúcar o calorías
Bajo	*Ejemplos:* bajo contenido de grasa, sodio, calorías *Grasa:* contiene 3 gramos o menos *Colesterol:* contiene 20 miligramos o menos y no más de 2 gramos de grasa saturada *Grasa saturada:* contiene 1 gramo o menos *Sodio:* contiene 140 miligramos o menos *Calorías:* contiene 40 calorías o menos
Rico	*Ejemplos:* rico en fibra, rico en vitamina C Contiene por lo menos 20 por ciento del valor diario recomendado de un nutriente (basado en una dieta de 2,000 calorías)
Buena fuente	*Ejemplos:* buena fuente de hierro, buena fuente de fibra. Contiene 10 a 19 por ciento del valor diario recomendado de un nutriente (basado en una dieta de 2,000 calorías)

Cómo preparar alimentos saludables

Cocinar saludablemente no significa que tenga que convertirse en un *chef gourmet* o invertir en utensilios de cocina especiales. Simplemente use los métodos convencionales para cocinar los alimentos en forma saludable. Uno de los cambios más importantes que puede hacer es aprender a preparar los alimentos con poco o nada de aceite. Cocinar saludablemente no es difícil, pero puede implicar volver a pensar en el enfoque. Una vez que se acostumbra a estas técnicas para cocinar con poca grasa, se vuelven como una segunda naturaleza.

- Recorte toda la grasa visible de la carne antes de cocinarla y escurra toda la grasa después. Remueva la grasa de las sopas, guisados y salsas enfriándolos y quitando la grasa de la superficie.
- Use métodos de cocina con poca grasa. Seleccione recetas en donde se indica hornear, asar, rostizar, cocinar al vapor, dorar y luego cocinar a fuego lento, asar a la parrilla o escalfar. Las

Cómo manejar con seguridad los alimentos

Éstas son las recomendaciones para el manejo seguro de los alimentos:

- **Planeamiento anticipado.** Descongele la carne y otros alimentos congelados en el refrigerador.
- **Cuando compre,** no compre alimentos en latas o frascos con tapas abolladas o que sobresalen.
- **Antes de preparar el alimento,** lávese las manos con agua y jabón. Enjuague los productos cuidadosamente o quíteles la cáscara o las hojas exteriores. Lave frecuentemente los cuchillos y las superficies para cortar, sobre todo después de manejar carne cruda y antes de preparar otros alimentos para comer. Lave frecuentemente los paños de la cocina y las toallas para secar los platos.
- **Cuando cocine,** use un termómetro de carne. Cocine la carne roja a una temperatura interna de 71°C, las aves de corral a 82°C. Cocine el pescado hasta que pueda separarse fácilmente con un tenedor. Cocine los huevos hasta que las yemas sean firmes y no se corran.
- **Cuando guarde alimento,** verifique siempre la fecha de caducidad. Use carnes rojas frescas en los primeros 3 a 5 días de comprarlas, o congélelas inmediatamente. Use pollo, pescado y carne molida fresca 1 o 2 días después de comprarla, o congélela inmediatamente. Refrigere o congele lo que queda en las primeras dos horas de haberlo servido.

verduras y la carne se deben saltear en vino, agua o caldo en lugar de mantequilla.

- Use poco aceite. Seleccione aceite de oliva, cacahuate y canola, que son los de menos contenido de grasa saturada.
- Use utensilios de cocina en los que no se adhieran los alimentos, porque se elimina la necesidad de aceite o mantequilla.
- Use aerosol vegetal para cocinar en lugar de aceite o mantequilla.

Encontrando nuevas formas para incrementar el sabor

Puede incrementar el sabor de los alimentos familiares con hierbas, especias y condimentos de bajo contenido graso. Sea creativo. Escalfe el pescado en caldo desgrasado, vino y hierbas frescas. Añada salsa a una pechuga de pollo asada. Dé más sabor a las carnes marinándolas con

Glosario de métodos saludables para cocinar

En todos los métodos siguientes para cocinar se agrega poco o nada de grasa a los alimentos que cocina:

Hornear. Cocinar alimento cubierto o descubierto en un horno o en un aparato de tipo horno.

A fuego lento. Se dora primero, luego se hierve en una cacerola con un poco de líquido.

Asar. Cocinar el alimento con fuego directo en la sección del asador del horno o en aparato de tipo horno.

A la parrilla. Cocinar el alimento con fuego directo sobre carbón.

Escalfar. Cocinar alimento en líquidos, como caldo, vinagre o jugo, asegurándose que el alimento conserva su forma mientras se cocina.

Saltear. Cocinar el alimento rápidamente con una pequeña cantidad de aceite en una cacerola caliente. En algunas recetas se puede usar caldo, aerosol de cocina no adherente o agua en lugar de aceite.

Al vapor. Cocinar el alimento en una canasta perforada sobre una pequeña cantidad de agua hirviendo.

Freír al estilo oriental. Cocinar agitando pequeñas cantidades de alimento en una cacerola caliente (a menudo de fondo redondo) con una pequeña cantidad de aceite.

productos de bajo contenido graso o hierbas y especias — laurel, pimienta negra, polvo de chile, mostaza seca, ajo, jengibre, pimiento verde, salvia, mejorana, cebolla, orégano y tomillo.

Modificando las recetas

Ahora que es un comprador inteligente y tiene los alimentos adecuados, ¿qué hacer con ellos? Ciertamente puede intentar nuevas recetas como las que aparecen en la "Guía en color para una alimentación saludable" (vea páginas C7-C16, también 195-200), pero también puede aprender a modificar las recetas favoritas para hacerlas más saludables. Por ejemplo, vea la página 70. Trate de sustituir los artículos de la columna de la izquierda con los artículos de la columna de la derecha que tienen menor contenido de grasa y calorías.

¡Dé sabor a la vida!

Se sorprenderá de todas las formas inteligentes con que puede incrementar el sabor del alimento sin agregar grasa, sal o azúcar. Las hierbas y especias añaden un color brillante, un sabor delicioso y un aroma sensacional. ¡Intente una nueva todos los días! Aquí presentamos en detalle algunas hierbas y especias útiles.

Albahaca. Ésta es una hierba con un sabor dulce, semejante al clavo. Hay diferentes variedades, incluyendo albahaca dulce, albahaca de arbustos de hojas pequeñas, albahaca de limón y ópalo oscuro. Use albahaca con los alimentos italianos, especialmente jitomate, pasta, pollo, pescado y mariscos. Puede sembrar albahaca dentro o fuera de casa.

Alcaravea. Estas semillas tienen un sabor a nuez y regaliz. Use alcaravea con verduras cocinadas como betabel, col, zanahoria, papa, nabo y calabaza. Puede sembrar alcaravea fuera de casa.

Azafrán. Ésta es una especia fragante que debe usar en poca cantidad. Úsela con pescados y mariscos y en la paella, *risotto*, sopa de jitomate y cuscús. El azafrán no crece en un jardín ordinario.

Cilantro. El cilantro es una hierba, y sus semillas de sabor parecido se utilizan también. Use las semillas molidas para hornear. Use cilantro en la cocina mexicana, latinoamericana y asiática. Agréguelo al arroz, frijoles, pescado, mariscos, pollo, verduras, salsas y ensaladas. Agregue cilantro en el último minuto, casi al servir. Puede sembrar cilantro fuera de casa. Cuelgue las flores de cabeza sobre papel para recoger las semillas.

Comino. Ésta es una semilla pequeña, picante y amarga. Úselo con verduras, pollo, pescado y frijoles así como con aderezo de yogur. No se puede hacer crecer el comino en un jardín ordinario.

Tabla de sustituciones

Si la receta lleva	Intente sustituir por
Mantequilla Margarina Manteca vegetal Aceite	Caldo de verduras de bajo contenido graso para freír con poco aceite. Para hornear, reemplace la mitad de la mantequilla, manteca vegetal o aceite con la misma cantidad de salsa de manzana, puré de ciruela o sustitutos comerciales para hornear. Para evitar que los alimentos horneados se hagan densos o se aplanen, no sustituya la mantequilla o manteca vegetal con aceite, y no sustituya la margarina regular por margarina de dieta, batida o untable.
Leche entera	Leche 1 o 2 por ciento.
Leche evaporada	Leche evaporada descremada.
Huevos	Sustitutos de huevos. La mitad de una taza generalmente es igual a dos huevos. También puede usar dos claras de huevo para cada huevo entero en la mayoría de las recetas.
Crema agria	Yogur natural sin grasa o crema agria de bajo contenido graso. La crema agria de bajo contenido graso no es para hornear.
Queso crema	Queso crema ligero, *Neufchatel* o queso cottage de bajo contenido graso batido hasta que esté blando y uniforme. El queso crema sin grasa no es para hornear.
Chocolate	Menos chocolate pero de alta calidad y en pedazos pequeños para que se dispersen más. Para tener menos grasa saturada, reemplace una parte del chocolate sólido de las recetas con cocoa y aceite o jarabe de maíz. Chocolate no endulzado (30 g) = 3 cucharadas de cocoa y 1 cucharada de aceite; Chocolate semidulce (30 g) = 3 cucharadas de cocoa y 1 cucharada de jarabe de maíz.
Nueces	Menos nueces en pedacitos más pequeños.
Cortezas de pay para la base y la cubierta	Una corteza — seleccione cuál. Puede también hacer cortes de la corteza para agregar decoracione festivas encima.
Mayonesa	Aderezo para ensaladas de bajas calorías; mayonesa reducida en calorías y bajo contenido de grasa.
Aderezo de ensalada	Aderezo sin grasa o reducido en calorías. vinagres de sabores.
Carne molida	Carne magra o extra-magra de bovino, carne molida de pollo o de pavo.
Tocino	Tocino canadiense o jamón serrano magro (jamón italiano).

Eneldo. La hierba así como las semillas tienen un sabor ligero de alcaravea. Las semillas son excelentes con arroz y pescado. Use las hojas frescas de eneldo con pescado, mariscos, pollo, yogur, pepinos, ejotes, jitomates, papas y betabeles. El eneldo puede crecer fuera de casa.

Estragón. Esta hierba tiene un ligero sabor a regaliz. Es excelente con pollo, ternera, pescado, mariscos y huevo, en aderezos de ensaladas, y con jitomates, hongos y zanahorias. Puede sembrar estragón tanto dentro como fuera de la casa.

Hisopo. Es una hierba picante con sabor a menta. Use flores de hisopo como guarnición y las hojas tiernas en las ensaladas de hojas y de frutas. Puede sembrar hisopo fuera de la casa.

Jengibre. Esta especia tiene usos diversos, añade fuerza y aroma. Use jengibre seco y molido en el arroz y para marinar. Use jengibre fresco rebanado o rallado para marinar y con pescado, pollo, cerdo y verduras. No se puede hacer crecer jengibre en un jardín ordinario.

Laurel. Ésta es una hierba picante, con un sabor ligero a canela. Es bueno con guisados de frijoles o carne. Puede sembrar laurel dentro o fuera de casa.

Macis. Esta especia es la cubierta de la nuez moscada y tiene un sabor suave y dulce, como nuez. Agréguela a las zanahorias, brócoli, coles de Bruselas y coliflor. No puede hacer crecer macis en un jardín ordinario.

Mejorana. Esta hierba es prima hermana del orégano. Úsela casi en cualquier platillo con pescado, carne, pollo, huevo o verduras, así como en la salsa de jitomate. Puede sembrar mejorana tanto dentro como fuera de casa.

Menta. La hierbabuena y la menta verde son las más conocidas, pero hay más de 30 variedades de esta hierba refrescante y de sabor fresco. Las mentas de limón, naranja y manzana tienen distintos sabores a frutas. Use menta en platillos típicos del Medio Oriente que llevan yogur y granos, en ensaladas y con chícharos, frijoles, maíz y papas. Puede sembrar menta dentro y fuera de casa.

Perifollo. Esta hierba tiene un sabor sutil semejante a apio y regaliz. Es excelente en ensaladas verdes y es buena con pescado, mariscos, pollo, chícharos, ejotes y jitomates. Puede sembrar perifollo dentro o fuera de casa.

Polvo de chile. Es una mezcla comercial de pimientos molidos, comino, orégano y otras hierbas y especias. Úselo con guisados y sopas de frijoles o carne.

Romero. Esta hierba tiene un aroma y sabor a pino. Es excelente con las aves de corral y carnes, especialmente a la parrilla. Agréguela a los hongos, papas al horno, y melón maduro. El romero crece mejor fuera de casa pero puede crecer dentro de la casa también.

Salvia. Esta hierba tiene un sabor almizclero. Es excelente en el relleno de las aves de corral. Úsela con pollo, pato, cerdo, berenjena, guisados y sopas de frijoles. La salvia crece mejor en el exterior, pero también crece en el interior de la casa.

Tomillo. Esta hierba tiene hojas diminutas y un sabor a menta, como té. Existen muchas variedades, incluyendo limón, naranja, inglés y francés. Es excelente con pescado, mariscos, pollo, jitomates, frijoles, berenjena, hongos, papas y calabaza. Puede sembrar tomillo tanto dentro como fuera de casa.

Comer fuera

Para comer más saludablemente no necesita confinarse a comer en casa. Puede comer nutritivamente fuera de casa también. Los estadounidenses comen fuera más a menudo que nunca antes, y ésta es una tendencia que no es probable que cambie. Por lo tanto aproveche la oportunidad de disfrutar alimentos nutritivos sin tener que prepararlos. Estos consejos le ayudarán a comer fuera saludablemente.

Seleccione cuidadosamente el restaurante. Encuentre un restaurante que ofrezca un menú extenso.

Mantenga el hambre bajo control. No omita un alimento el día que va a comer fuera. De hecho, tome un bocadillo más o menos una hora antes de la comida para ayudar a disminuir su apetito y evitar comer en exceso en el restaurante.

Revise las selecciones. Muchos restaurantes tienen listas especiales para comer saludablemente. Lea cuidadosamente. El "platillo de dieta" tradicional, por ejemplo, puede tener más calorías y grasa de lo que sospecha.

Hable. Recuerde, cuando coma fuera, usted manda. Pida:

- Raciones más pequeñas
- Sustitutos, como fruta o ensalada en lugar de papas fritas, o leche descremada en lugar de leche al 2 por ciento
- Métodos modificados para cocinar — al horno o asado en lugar de frito, pollo sin la piel o las verduras sin mantequilla o margarina. Pida platillos preparados con la mitad de queso, aceite o salsa
- Aceite de oliva para el pan en lugar de mantequilla
- Quitar la canasta de pan

- Comer la ensalada mientras los demás comen los aperitivos
- Los aderezos y salsas a un lado

Ordene a la carta. Ordenar a la carta puede ser más costoso, pero vale la pena — obtiene lo que quiere con la ventaja de la variedad y reducción de la cantidad.

Haga una comida con aperitivos. Intente hacer una comida con sopa basada en caldo (no crema) y varios aperitivos. Seleccione alimentos asados, cocidos al horno o al vapor — no fritos.

Consuma condimentos cuidadosamente. Muchos de nosotros agregamos instintivamente sal, mantequilla, salsa y aderezo — algunas veces incluso antes de probar el alimento. No lo haga. Los alimentos bien preparados necesitan poco para realzar el sabor.

Acérquese al *buffet* con un plan. Puede considerar un *buffet* como un reto personal para obtener más por su dinero sirviéndose demasiado en el plato. Mejor vea todo el *buffet* y decida lo que quiere, y tome eso solamente.

Deje comida en el plato — o pida una bolsa para llevar. Coma lentamente y sólo hasta que esté satisfecho. Si está tentado de limpiar el plato, pida al mesero que lo retire, o pídale que ponga la mitad del alimento en una bolsa para llevar antes de traer el alimento a la mesa. Ordene un aperitivo en lugar de un platillo principal, divida el platillo principal con su compañero y llévese a casa lo que queda. Es más fácil controlar las raciones en la casa, pero también es posible en el restaurante.

Cuidado con el alcohol. Las listas de vinos pueden ser tentadoras. Tanto si come fuera como si lo hace en casa, moderación es la clave. Aun cuando una copa de vino rojo ocasional puede tener beneficios para la salud, las bebidas alcohólicas pueden aumentar su presión arterial y los niveles de triglicéridos y contribuir con un exceso de calorías pero pocos nutrientes. Si toma una bebida, cuente el alcohol como una ración de grasa o como la cuota semanal de calorías de dulces.

Equilibre la indulgencia con la moderación. Si no está en una dieta controlada, puede algunas veces pedir un platillo principal con más grasa. Pero equilibre esa elección con selecciones de más bajo contenido graso el resto de la comida. Omita el aperitivo o el postre, por ejemplo. O pida sólo agua para beber. Puede planear alimentos con pocas calorías el resto del día.

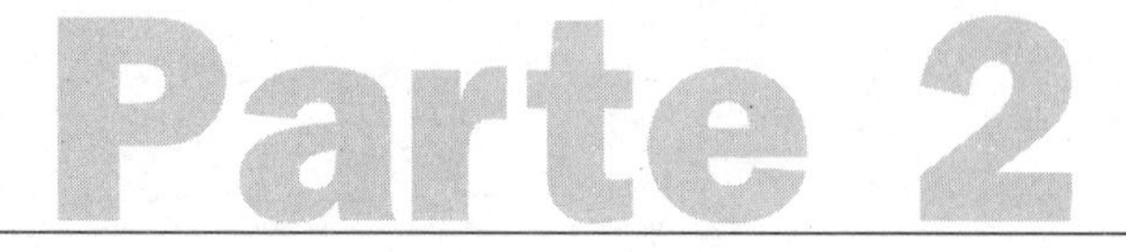

Parte 2

Cómo bajar de peso

Capítulo 7
Convertir el conocimiento en acción 77

- Un nuevo enfoque para un peso saludable 77
- Registro diario de comidas 92
- Como hacer funcionar nuestro enfoque de la pirámide del peso 94
- Menús diarios 94
- Plan de menús avanzado 102

SECCIÓN A COLOR
Guía en color para una alimentación saludable C1

- Pirámide del Peso Saludable de la Clínica Mayo^MR C2
- ¿Cuántas raciones diarias? C4
- Nuestra mejor recomendación en alimentos C4
- ¿Qué es una ración? C5
- Sección de recetas C7-C16

Capítulo 8
Actividad física 105

- Ponderar los méritos 106
- Adaptar un programa personal 107
- La forma familiar 111
- Dar el siguiente paso 113
- Elaborar un plan 115
- Ejercicio aeróbico 115
- Fuerza y equilibrio 119
- Flexibilidad y estiramiento 121
- Registrar el progreso 121
- Una actitud nueva 122

Capítulo 9
Cambiar actitudes y acciones 125

- Primero, piense en todo esto 126
- Conózcase usted mismo 129
- Cómo cambiar 130
- La privación es un no-no 137
- Acentúe lo positivo 139
- El tiempo está a su favor 140
- Involúcrese 141

Capítulo 10
Cuando es difícil seguir adelante 145

- Formar buenos hábitos 146
- Sea realista 149
- Una solución para cada problema 150
- Fuerza de voluntad *vs.* autocontrol 153
- Se necesitan amigos 155
- Permanecer en el camino 156
- Y finalmente . . . 157

Capítulo 11
Otros planes de alimentación 161

- Dietas líquidas bajas en calorías 162
- Dietas de alimentos sólidos bajos en calorías 163
- Dietas novedosas 165
- Dietas de alimentos preparados 168
- Programas en grupo comerciales 169
- Ahora es el momento 171

Capítulo 7

Convertir el conocimiento en acción

Mensajes para llevar a casa

- **Identifique una meta de calorías adecuada**
- **Conozca cuántas raciones necesita de cada uno de los cinco grupos principales de alimentos en la Pirámide[MR] del Peso Saludable de la Clínica Mayo**
- **Prefiera las "mejores" opciones de cada grupo de alimentos en la comida diaria**
- **Sea consciente de la importancia del tamaño de las raciones**
- **Mantenga un registro detallado de lo que come diariamente, y ajústelo si es necesario**
- **Consuma una variedad de alimentos de los cinco grupos principales**
- **Haga un compromiso para llevar un estilo de vida saludable**

Armado con los fundamentos de una alimentación saludable, usted está listo ahora para poner los conocimientos en práctica. Los médicos y dietistas de la Clínica Mayo saben que el planeamiento efectivo de la alimentación para lograr un peso saludable requiere reducir las calorías. También saben que no puede sacrificarse la salud, el sabor y lo práctico. De otro modo, no funcionará el plan. Adoptar prácticas para comprar, cocinar y comer que son aceptables a largo plazo —esto es, que son sencillas y de bajo costo— es vital para el éxito.

Un nuevo enfoque para un peso saludable

Bienvenido a la Pirámide del Peso Saludable de la Clínica Mayo (vea página C2). Desarrollamos este programa para tener un peso saludable basados en la investigación y la experiencia de nuestros médicos y dietistas, y el trabajo especial realizado por los expertos en reducción de peso de la Universidad de Alabama en Birmingham y de la Universidad del Estado de Pensilvania.

La Pirámide del Peso Saludable de la Clínica Mayo puede ayudarlo a bajar de peso en forma saludable. Úsela como una guía fácil de recordar de los tipos y cantidades de alimento que usted necesita comer diariamente de los cinco grupos fundamentales de alimentos: Verduras, Frutas, Carbohidratos, Proteínas/Productos lácteos y Grasas. Nuestra pirámide se basa en el concepto de la densidad de energía y enfatiza los alimentos con menos calorías que lo ayudan a sentirse satisfecho.

La investigación actual está mostrando que la saciedad — sentirse satisfecho — puede ser determinada por el volumen y el peso del alimento consumido. Seleccionando alimentos con baja densidad de energía, puede consumir menos calorías con la misma cantidad de alimento que está acostumbrado a comer.

Los alimentos con una elevada densidad de energía ocupan un pequeño volumen, pueden comerse rápidamente y pueden conducir a una ingesta grande de energía en un corto tiempo. Esto incluye no solamente la mayoría de alimentos ricos en grasa sino también alimentos concentrados en calorías, como los azúcares simples, el alcohol, las comidas rápidas, los refrescos, los dulces y los alimentos procesados. Las verduras y frutas frescas y los carbohidratos de granos enteros como pasta, papas al horno y arroz café ocupan un volumen grande, requieren más tiempo para comerse y producen una ingestión menor de calorías. En otras palabras, cuando consume más alimentos con baja densidad de energía, es más difícil consumir grandes cantidades de calorías. Esto favorece la reducción de peso, y además se siente satisfecho.

La fibra y el agua agregan volumen sin añadir calorías, por lo que los alimentos con alto contenido de cualquiera de los dos generalmente tienen una menor densidad de energía. Por ejemplo, ¿cuál cree que lo dejará más satisfecho — una cucharada de mantequilla o 3 tazas de ejotes crudos? Aun cuando contienen aproximadamente el mismo número de calorías, los ejotes, por supuesto, lo harán sentirse más satisfecho por su mayor volumen. Los ejotes contienen fibra y agua, y por lo tanto tienen una baja densidad de energía, mientras que la mantequilla, desprovista de fibra y agua y rica en calorías, tiene una elevada densidad de energía.

Los alimentos que contienen fibra y agua se encuentran sobre todo en los grupos de las Verduras, Frutas y Carbohidratos. El programa de la Pirámide del Peso Saludable de la Clínica Mayo enfatiza una alimentación basada en plantas, representada tanto en la organización de la pirámide —los grupos de Verduras y Frutas están en la base y los Carbohidratos en seguida— como en las mejores selecciones dentro de cada grupo (vea páginas 83-88 y C4). Por ejemplo, incluso el grupo de Proteínas/Productos lácteos contiene alimentos que derivan de plantas y los encontrará en la lista de mejores selecciones.

Características únicas de la Pirámide del Peso Saludable de la Clínica Mayo

Puede estar pensando, ¿por qué otra pirámide? El Departamento de Agricultura de Estados Unidos (USDA, por sus siglas en inglés) ha desarrollado una guía para la alimentación saludable —la Pirámide Guía de Alimentos del USDA— como una guía para implementar las normas alimentarias del USDA. Aunque la Pirámide del Peso Saludable de la Clínica Mayo es similar a la pirámide del USDA, una mirada más detallada muestra que es única en varios aspectos:

- La Pirámide del Peso Saludable de la Clínica Mayo está orientada a reducir el peso así como a mantener un peso saludable. La pirámide del USDA no enfatiza la reducción de peso.
- La Pirámide del Peso Saludable de la Clínica Mayo enfatiza las selecciones que promueven la salud dentro de cada grupo de alimentos.
- En la base de la Pirámide del Peso Saludable de la Clínica Mayo, los grupos de Frutas y Verduras son el fundamento del programa. El enfoque Mayo incorpora un consumo ilimitado de verduras y frutas — una práctica intentada primero por los investigadores de la Universidad de Alabama en Birmingham y que se encontró eficaz para el manejo del peso. Las verduras y las frutas proveen pocas calorías y tienen beneficios sustanciales para la salud. La mayoría de las personas no come suficientes frutas y verduras.

¿Cuál es la meta de calorías?

Los médicos y dietistas tienen muchas formas de calcular las calorías que necesita el cuerpo diariamente para funcionar. Algunas veces calculan las necesidades de calorías utilizando fórmulas matemáticas desarrolladas a través de la investigación. Otras veces utilizan un aparato que mide cuantas calorías quema el cuerpo en un día. Teóricamente, comer el número calculado de calorías todos los días le permite mantener su peso. Si su meta es bajar de peso, sustraer 500 calorías al día de esta cifra debe promover una reducción aproximada de medio kilogramo por semana, porque 3,500 calorías es igual a medio kilogramo.

En teoría este enfoque debe funcionar. En la práctica no funciona. Con bastante frecuencia las personas comen más calorías de lo que piensan. Por lo tanto, para bajar de peso, una meta inicial diaria de 1,200 calorías para la mayoría de las mujeres y de 1,400 calorías para la mayoría de los hombres generalmente funciona mejor. Con el tiempo, las necesidades individuales cambiarán de acuerdo con los riesgos para la salud, la velocidad de reducción de peso deseada o necesaria y las metas y preferencias individuales. Las calorías pueden ajustarse al siguiente nivel mayor si tiene demasiada hambre, o si ha alcanzado su meta en cuanto al peso y quiere dejar de seguir bajando.

Estas cifras son un buen punto inicial para la mayoría de la gente — los que empiezan el régimen de reducción de peso pesando 125 kg (250 libras) o menos. Si pesa más de 125 kg (250 libras), vea el cuadro en esta página para conocer el nivel inicial de calorías. Encontrará recomendaciones para llegar a cada nivel de calorías con alimentos de los diversos grupos en la página 81.

No se recomienda generalmente menos de 1,200 calorías para las mujeres y 1,400 para los hombres. Si las calorías son menos, puede no estar obteniendo los nutrientes que necesita para una buena salud. Aunque puede ser tentador morirse de hambre para bajar de peso rápidamente, no es una estrategia saludable a largo plazo. Además, probablemente vuelva a recuperar el peso igual de rápido que lo bajó.

Cómo determinar el nivel inicial de calorías diarias

	Peso en kilogramos	Nivel inicial de calorías				
		1,200	1,400	1,600	1,800	2,000
MUJERES						
	125 o menos	✗				
	126-150		✗			
	151 o más			✗		
HOMBRES						
	125 o menos		✗			
	126-150			✗		
	151 o más				✗	

Si es mujer y pesa menos de 113 kilogramos, empiece en el nivel de 1,200 calorías. Si es usted hombre, empiece en el nivel de 1,400 calorías. Si tiene demasiada hambre a pesar de comer muchas frutas y verduras, o está perdiendo peso demasiado rápidamente, pase al siguiente nivel de calorías.

Hable con el médico o el dietista antes de embarcarse en cualquier plan de reducción de peso. Un especialista en reducción de peso puede ayudar a guiarlo para hacer las selecciones más saludables y seguras posibles de acuerdo con las necesidades individuales.

Es importante el número de raciones

Ahora que conoce su nivel inicial de calorías, está listo para empezar a planear los días. Abajo se encuentra el número de raciones recomendadas para cada uno de los niveles iniciales de calorías frecuentes. Estas raciones se extienden a través de todo el día. Si consume el número recomendado de raciones diariamente, obtendrá el número adecuado de calorías. No tiene que contar las calorías, excepto en los dulces.

Recomendaciones de raciones diarias para los diferentes niveles de calorías

Grupo de alimentos	Metas iniciales de calorías				
	1,200	1,400	1,600	1,800	2,000
Verduras	4 o más	4 o más	5 o más	5 o más	5 o más
Frutas	3 o más	4 o más	5 o más	5 o más	5 o más
Carbohidratos	4	5	6	7	8
Proteínas/Lácteos	3	4	5	6	7
Grasas	3	3	3	4	5

El número de raciones recomendadas de Carbohidratos, Proteínas/Productos lácteos y Grasas son límites, pero las raciones de los grupos de Frutas y Verduras son los mínimos —debe comer por lo menos el número recomendado en la lista para el nivel de calorías. Si tiene hambre— ¡coma! Morirse de hambre no forma parte de este programa. Seleccione de la base de la pirámide y tome otra fruta o más verduras. Esto ya se encuentra incluido en el plan. Es posible que la cantidad de calorías que come al día sea mayor del nivel que está siguiendo, especialmente porque se le permite un número ilimitado de verduras y frutas y hasta 75 calorías al día del grupo de Dulces. Por lo tanto, entre la cantidad ilimitada de verduras y frutas y las raciones del grupo de Dulces, puede terminar consumiendo más de la meta de calorías. Pero está bien. La Pirámide del Peso Saludable de la Clínica Mayo le permite manejar el peso al mismo tiempo que mejora la salud.

Si tiene demasiada hambre y no lo ayuda comer muchas verduras y frutas y beber suficiente agua, debe avanzar al siguiente nivel más alto de calorías. Por ejemplo, si es mujer y pesa 85 kg (175 libras) y está siguiendo el plan de 1,200 calorías, debe cambiar al plan de 1,400 calorías; un hombre que pesa 130 kg y sigue el plan de 1,600 calorías debe cambiar a 1,800 calorías. Debe avanzar también al siguiente nivel de calorías si está bajando de peso demasiado rápido — más de 1.5 kg (3 libras) por semana después de las primeras dos semanas. Una vez que ha alcanzado un peso saludable y quiere mantenerlo, avanzar un nivel de calorías debe ser suficiente.

El programa de la Pirámide del Peso Saludable de la Clínica Mayo es nutritivo. Proporciona todos los nutrientes que necesita. La cantidad de verduras y frutas en este programa lo hacen rico en fibra, vitaminas, minerales y otros fitoquímicos —nutrientes de plantas— que combaten enfermedades al mismo tiempo que tiene bajo contenido de grasa, grasa saturada, colesterol y sodio. Proporciona suficientes proteínas para el crecimiento, reparación y mantenimiento adecuado de los tejidos, y suficiente grasa para satisfacer los requerimientos esenciales de su cuerpo. La selección de productos lácteos de bajo contenido graso del grupo de Proteínas/Productos lácteos ayuda a asegurar un consumo adecuado de calcio, y seleccionar espinacas y frijoles aumenta el consumo de hierro. Otras fuentes de calcio incluyen las verduras de hojas verdes, brócoli, frijoles y naranjas. Si es mujer, podría tomar suplementos de calcio o multivitaminas con hierro (si todavía tiene menstruación) o ambos, por seguridad.

Grupos de alimentos

Los grupos de alimentos de la Pirámide del Peso Saludable de la Clínica Mayo fueron descritos en el capítulo 6 (páginas 59-64). Aquí se destacan algunos aspectos importantes de cada grupo, así como las mejores elecciones de alimentos de cada grupo. Los alimentos incluidos en la categoría Mejores generalmente son más saludables que los del grupo Buenos. Las listas son incompletas por las limitaciones de espacio. La mayoría de los alimentos deriva de los grupos de Verduras, Frutas y Carbohidratos — todos ellos con ingredientes basados únicamente en plantas. El equilibrio de los alimentos viene de los grupos de Proteínas/Productos lácteos y Grasas — ambos contienen alimentos basados en plantas y animales.

Verduras (25 calorías por ración). La mayoría de verduras están incluidas — verduras de hoja, espárragos, ejotes, brócoli, coliflor, calabacita, calabaza de verano, zanahorias, berenjenas, hongos, cebollas, jitomates y muchos más. Pero algunas verduras están incluidas en el grupo de Carbohidratos. Esto se debe a que tienen almidón, contienen más calorías que las verduras típicas y funcionan más como un carbohidrato en el cuerpo. Las verduras con almidón incluyen maíz, papas, camotes y calabazas de invierno. Se encuentran en las listas de Mejores y Buenos del grupo de Carbohidratos (vea páginas 85-86).

Cada ración de verduras es aproximadamente de 25 calorías. La ración típica es 1 taza de verduras crudas y 1/2 taza de verduras cocinadas, pero pueden variar. Vea la lista abajo. Es importante notar que el número recomendado de raciones de verduras para todas las metas de calorías (vea página 81) es un mínimo; es decir, debe consumir por lo menos esas raciones al día. Puede consumir más si lo prefiere.

Mejores verduras	Tamaño de la ración
Apio	1 taza (en cubitos)
Berenjenas (cocinadas)	1 taza
Espárragos	1/2 taza
Brócoli	1 taza
Calabaza	3/4 taza
Cebolla (en rebanadas)	1/2 taza
Col rizada (cocinada)	2/3 taza
Coles de Bruselas	1/2 taza
Coliflor	1 taza
Ejotes	3/4 taza
Espinacas	2 tazas
Hongos	1 taza
Jitomate	1 mediano
Lechuga	2 tazas
Pepinos	1 taza
Pimiento verde	1 taza
Tomates cereza o uva	8
Tomatillo	1/2 taza (en cubitos)
Zanahoria	1/2 taza

Buenas verduras	Tamaño de la ración
Jugo de verduras	120 mL (4 oz)

Frutas (60 calorías por ración). Prácticamente todas las frutas se incluyen en una dieta saludable. Pero algunas frutas son mejores que otras. Las frutas enteras frescas o congeladas son mejores porque son ricas en fibra y tienen baja densidad de energía en comparación con las frutas enlatadas, los jugos de frutas y las frutas secas. Las frutas secas tienen relativamente alta densidad de energía porque su contenido de agua ha sido eliminado en el proceso de desecado. Sin agua, el volumen que ocupa una fruta es mucho menor. Un cuarto de taza de pasas tienen las mismas calorías —aproximadamente 100— que 2 tazas de uvas. Las uvas llenan más porque ocupan un mayor volumen. Seleccionar uvas permite consumir casi ocho veces más alimento que seleccionar pasas.

Igual que las porciones del grupo de las Verduras, el número recomendado de porciones del grupo de Frutas para todas las metas de calorías (vea página 81) es un mínimo, es decir que debe consumir por lo menos ese número de raciones al día. Puede consumir más si lo prefiere. Recuerde que las selecciones deben ser principalmente de frutas enteras. Cada porción de frutas tiene aproximadamente 60 calorías. Una porción típica es una fruta fresca de tamaño mediano o 1/2 taza de fruta en rebanadas. Abajo se presentan tamaños específicos de raciones.

Mejores frutas	Tamaño de la ración
Cerezas	1 taza
Ciruelas	2
Durazno	1 grande
Fresas	1 taza
Kiwi	1 grande
Mango	1/2 taza (en cubos)
Manzana	1 pequeña
Melón amarillo	1 taza (en cubos)
Melón *cantaloupe*	1 taza
Mezcla de frutas	1/2 taza
Moras	1/2 taza
Naranja	1 mediana
Pera	1 pequeña
Piña	1/2 taza
Plátano	1 pequeño
Toronja	1 pequeña
Uvas	1 taza

Según las tablas avaladas por el Instituto Nacional de Ciencias Médicas y la Nutrición Salvador Zubirán, las frutas proporcionan 40 calorías por ración.

Buenas frutas	Tamaño de la ración
Ciruela pasa	3
Dátiles	3
Jugo de naranja	1/2 taza
Pasas	2 cucharadas soperas

Carbohidratos (70 calorías por ración). Este grupo contiene una variedad de alimentos que comparten características comunes — todos son ricos en carbohidratos. Algunas de las verduras con más almidón se encuentran en este grupo. Pero la mayoría de las verduras de este grupo son granos o están hechos de granos, como cereales, arroz, pan y pasta.

Los mejores granos son los enteros, porque son más ricos en fibra. Cuando se refinan los granos enteros, el proceso de refinación le quita al grano toda su fibra, varias vitaminas y minerales, algunas proteínas y pequeñas cantidades de grasa saludable. Los granos refinados se enriquecen luego con algunas de las vitaminas y minerales removidos durante el proceso de refinación, pero no se agrega de nuevo la fibra. Es mejor seleccionar arroz integral y pasta de granos enteros, así como pan de trigo entero o de harina de granos enteros como ingrediente principal —en primer lugar en la lista de ingredientes— en lugar de "enriquecido" o harina de "trigo" simple (que incluye harina blanca).

Cada ración de carbohidratos tiene aproximadamente 70 calorías. Una porción típica es 1/2 taza de granos (arroz, pasta, cebada) o cereales, o una rebanada de pan. Abajo se enumeran tamaños específicos de raciones.

Mejores carbohidratos	Tamaño de la ración
Arroz (integral)	1/3 taza (cocinado)
Avena	1/2 taza (cocinada)
1/2 *bagel* (grano entero)	1 rebanada
Bollo inglés (grano entero)	1/2
Bulgur	1/2 taza (cocinado)
Calabaza	1 1/2 tazas
Calabaza (invierno)	1 taza
Camote al horno	1/2 mediano
Cebada	1/2 taza (cocinada)

Cereal (grano entero)	1/2 taza
Kasha	1/2 taza (cocinada)
Nabos (cocinado)	1/2 taza
Nabos de Suecia	3/4 taza
Pan (grano entero)	1 rebanada
Pasta (grano entero)	1/2 taza (cocinada
Trigo deshebrado	1 bizcocho o 1/2 taza

Buenos carbohidratos	**Tamaño de la ración**
Barquillos de centeno	1
Cereal de trigo inflado	1 1/2 taza
Maíz	1/2 taza
Palomitas de maíz	2 tazas
Papa (al horno)	1/2 mediana
Tortillas de maíz	1

Proteínas/Productos lácteos (110 calorías por ración). El grupo de Proteínas/Productos lácteos es un grupo diverso que contiene alimentos de fuentes vegetales y animales. Si bien los alimentos del grupo de Carbohidratos contienen algo de proteínas, los alimentos de este grupo generalmente proporcionan la mayoría de las proteínas de la alimentación. Los alimentos basados en plantas y ricos en proteínas incluyen legumbres como frijoles, chícharos y lentejas (vea página 62). Los alimentos derivados de animales y ricos en proteínas incluyen carne, aves de corral, pescado, huevos y productos lácteos como la leche y el queso. Aunque muchos productos lácteos contienen una cantidad sustancial de carbohidratos, los productos lácteos se incluyen en este grupo porque son una fuente rica de proteínas.

Debido a que muchas fuentes de proteínas derivadas de animales son ricas en grasa y en grasa saturada, la Pirámide del Peso Saludable de la Clínica Mayo enfatiza las fuentes de proteínas de origen vegetal. Algunas fuentes excelentes de proteínas de origen animal incluyen pescado, mariscos, carne blanca de aves de corral sin la piel, productos lácteos sin grasa y claras de huevo o sustitutos de huevos. Los alimentos específicos se encuentran en la página 87.

Cada ración de proteínas en la Pirámide del Peso Saludable de la Clínica Mayo contiene aproximadamente 110 calorías. El tamaño de las raciones varía de acuerdo con el alimento y puede encontrarse a continuación.

Mejores selecciones de Proteínas/Productos lácteos	Tamaño de la ración
Atún (enlatado en agua)	90 g (3 onzas)
Bacalao	90 g (3 onzas)
Cangrejo	90 g (3 onzas)
Chícharos	3/4 taza
Clara de huevo	4
Frijoles	1/2 taza
Garbanzos o frijoles de soya	1/3 taza
Halibut	90 g (3 onzas)
Leche (descremada o 1 por ciento)	1 taza
Lentejas	1/2 taza
Pollo	90 g (3 onzas)
Salmón	90 g (3 onzas)
Tofu	1/2 taza

Buenas selecciones de Proteínas/Productos lácteos	Tamaño de la ración
Camarones	90 g (3 onzas)
Carne de bovino (magra)	60 g (2 onzas)
Cerdo, cortes magros sin grasa	75 g (2 1/2 onzas)
Cordero, cortes magros sin grasa	75 g (2 1/2 onzas)
Faisán, pato (pechuga), venado	90 g (3 onzas)
Huevos	1 mediano
Queso (bajo contenido graso)	45 g (1 1/2 onzas)
Queso (*feta*)	1/4 taza
Queso cottage (bajo contenido graso o 1 por ciento)	2/3 taza
Sustitutos del huevo	1/2 taza

Grasas (45 calorías por ración). Algunos de los alimentos de este grupo pueden sorprenderlo. Además de los alimentos que piensa que son grasas, como aceites, margarina, mantequilla y aderezo de ensalada, este grupo también contiene alimentos como aguacate, nueces, semillas y aceitunas. Sea grasa saturada o insaturada, todos los tipos de grasa contienen la misma cantidad de calorías por gramo (vea página 53). Pero no todas las grasas son iguales cuando se trata de los efectos sobre la salud. Las mejores grasas son principalmente monoinsaturadas, como el aceite de oliva, las aceitunas, el aceite de canola, las nueces y los aguacates.

Cada ración de grasa del grupo de las Grasas contiene aproximadamente 45 calorías. Generalmente una ración de grasa es equivalente a una cucharadita de aceite o una cucharada de nueces. Pero el tamaño de las raciones varía de acuerdo con el alimento específico, por lo que busque en el cuadro de abajo la información detallada. El alcohol puede contarse como una ración de grasa o una ración de dulce.

Mejores grasas	Tamaño de la ración
Aceite de canola	1 cucharadita
Aceite de oliva	1 cucharadita
Aceitunas	9 grandes
Aguacate	1/6
Almendras	7
Cacahuates	8
Mantequilla de cacahuate	1 1/2 cucharaditas
Nueces	4 mitades
Semillas de girasol	1 cucharada
Buenas grasas	**Tamaño de la ración**
Mayonesa	2 cucharaditas

Dulces (las calorías varían ampliamente). Este grupo consiste en golosinas, postres y otros alimentos que no se incluyen en los grupos principales de alimentos, como mermeladas y jaleas, jarabe, cocoa caliente y alcohol. Muchos de los alimentos de este grupo son procesados y no son especialmente saludables. Tienen una alta densidad de energía.

Pero no tiene que dejar completamente los postres y dulces (vea página C16). Puede comer alimentos de este grupo en cantidades hasta de 75 calorías al día. Puede dividirlas en varias ocasiones o en una sola vez — lo que usted prefiera. La clave es limitar su consumo de alimentos de este grupo a 525 o menos calorías por semana.

Una vez que empieza a llevar una alimentación más saludable basada en alimentos enteros como frutas, verduras frescas y productos de granos enteros, no extrañará mucho los alimentos del grupo de los Dulces. Vea el cambio en el consumo de leche entera a leches de menor contenido graso. Entre 1970 y 1997, los estadounidenses disminuyeron el consumo de leche entera en dos terceras partes, y casi triplicaron el consumo de leches de menor contenido graso. La mayor parte del tiempo puede acostumbrarse tanto a un alimento sustituto que lo preferirá en lugar del original.

¿No es saludable comer azúcar?

El azúcar es un tipo de carbohidrato. Hay muchas formas de carbohidratos. Algunos tienen una estructura simple; otros son más complejos. Los azúcares son generalmente estructuras simples, fácilmente digeridas y absorbidas y son fuentes rápidas de energía. Las fuentes incluyen el azúcar de mesa (sacarosa), las frutas y los jugos (fructosa), y la leche y los productos de la leche (lactosa).

Los carbohidratos complejos requieren más digestión. Las fuentes incluyen los alimentos con almidón como el pan, papas y otras verduras, arroz y pasta. Algunos carbohidratos no son digeribles. Agregan volumen a la alimentación y generalmente son conocidos como fibra. Las fuentes alimentarias de fibra incluyen los granos enteros, las frutas y las verduras.

Las Guías Alimentarias para los Estadounidenses del Departamento de Agricultura de EUA del año 2000 ofrecen las siguientes recomendaciones:

- Limitar el consumo de bebidas y alimentos ricos en azúcares agregados. Éstos son alimentos a los que se les agregan azúcares simples durante el procesamiento — no alimentos como fruta y leche que tienen azúcar natural. No deje que los refrescos y otros dulces desplacen a otros alimentos necesarios para la salud, como agua o productos de la leche de bajo contenido graso — fuentes excelentes de calcio.
- Verifique la etiqueta del alimento antes de comprarlo. La etiqueta de Información Nutrimental presenta el valor diario de los carbohidratos (300 gramos basados en una dieta de 2,000 calorías). En forma ideal, la mayoría de este consumo de carbohidratos debe provenir de alimentos sin azúcares agregados.

La lista de ingredientes dice qué contiene el alimento, incluyendo cualquier tipo de azúcar que haya sido agregado. Los ingredientes se listan en orden decreciente de peso. Además del azúcar que puede ver en la lista, estos ingredientes menos conocidos también son formas de azúcares simples: jarabe o endulzante de maíz, dextrosa, jarabe de maíz con alto contenido de fructosa y maltosa. Un alimento tiene probabilidades de tener alto contenido de azúcares agregados si estos ocupan el primer o segundo lugar en la lista de ingredientes.

Lleve un registro de los alimentos

Llevar un registro de los alimentos que consume es una medida inteligente hacia el éxito. La investigación muestra que las personas que escriben en un diario los alimentos que consumen tienen a menudo más éxito para bajar de peso que los que no llevan un registro. Es fácil y no cuesta. Puede fotocopiar la forma que se encuentra en este libro (vea página 93) o puede hacer la suya propia — con un cuaderno, una agenda diaria, la computadora o cualquier otra cosa que sea conveniente. El secreto es usar el registro diario de alimentos y revisarlo semanalmente en busca de tendencias.

Un diario de alimentos (vea página 129) es un registro que incluye también comentarios relacionados con el comportamiento y la comida. Si lleva un diario de alimentos, anote el tiempo y el lugar en donde come, el estado de ánimo o los sentimientos al comer, y el hambre que siente antes y después de cada comida.

Mantener el horario puede ayudarlo a controlar lo que come. Si programa los alimentos a intervalos regulares, y toma el desayuno, almuerzo y comida aproximadamente a la misma hora todos los días, tiene mucho mayor probabilidad de evitar tomar bocadillos y sentir demasiada hambre, lo que hace que coma más de lo que realmente necesita. Los alimentos regulares ayudan a mantenerlo dentro de las metas de las calorías diarias.

El lugar en que come puede influir también sobre las selecciones y la cantidad que come. Sentarse y comer despacio ayuda a sentirse satisfecho y a controlar el consumo. Con horarios de trabajo y de familia irregulares, comer a la carrera es demasiado frecuente en estos días. Anotar en dónde comió —si fue en el comedor de la casa, en el automóvil, en el escritorio o en un restaurante— le permite identificar problemas potenciales o barreras para el éxito.

La forma en que se siente puede afectar también lo que come y cuánto come. La clave para registrar sus sentimientos es buscar tendencias con el tiempo. Algunas personas comen incontrolablemente cuando se sienten deprimidas, mientras que otras apenas comen. Puede encontrar que ciertos sentimientos corresponden a —o precipitan— ciertos comportamientos. Conocer lo que lo induce a comer ayuda a tener un mejor control de la dieta (vea página 41). Un diario de alimentos puede ayudar.

Algunas veces las personas comen cuando el reloj señala que es la hora en que se supone que debe comer, en lugar de porque tienen hambre. Algunos comen cuando están aburridos. Anotar el hambre que siente antes de comer, le dice si responde a la sugerencia interna del hambre o a sugerencias externas como el reloj o el olor del almuerzo de sus compañeros en el microondas. Registrar el hambre que siente después del alimento ayuda a determinar si el nivel de calorías es adecuado. Si siente demasiada hambre después de la mayoría de sus alimentos, a pesar de comer verduras y frutas enteras, puede necesitar avanzar al siguiente nivel de calorías.

La dieta DASH

En muchos aspectos, el programa de la Pirámide del Peso Saludable de la Clínica Mayo es similar al estudio de los Enfoques Dietéticos para Detener la Hipertensión (DASH, por sus siglas en inglés). Este estudio, completado en 1997, muestra qué factores de la dieta pueden influir de manera positiva sobre la presión arterial.

La dieta utilizada en el estudio DASH, ahora llamada dieta DASH, fue una dieta rica en frutas, verduras y productos lácteos con bajo contenido de grasa y grasa saturada. Estos aspectos contribuyeron a tener un efecto saludable sobre la presión arterial. El contenido de sodio de la dieta fué moderado. En algunos casos la dieta DASH disminuyó la presión arterial lo suficiente para reducir o eliminar la necesidad de medicinas para la presión arterial. Estos mismos principios dietéticos están incorporados en la Pirámide del Peso Saludable de la Clínica Mayo. Un estudio más reciente indica que todos los estadounidenses —con presión arterial elevada o no— pueden disminuir su presión arterial disminuyendo el consumo de sal a la mitad, de 3,000 mg a 1,500 mg al día.

Llevar un registro es importante

La Pirámide del Peso Saludable de la Clínica Mayo puede ayudarlo a seleccionar el tipo y la cantidad adecuada de alimento. Puede ayudarlo también a mantener un registro detallado de la comida diaria, que será importante por lo menos el primer mes.

Use el ejemplo que se presenta abajo como guía. El ejemplo muestra las metas de raciones para una dieta de 1 200 calorías. Haga fotocopias del "Registro diario de las comidas" (página opuesta). Escriba su nivel inicial de calo-

Registro diario de comidas

	Alimentos	Cantidades	Raciones	Grupos de alimentos
Desayuno	Avena	½ taza	1	Carbohidratos
	Leche descremada	1 taza	1	Proteínas/ Lácteos
	Plátano	1 grande	1½	Frutas
Colación	Naranja	1	1	Frutas
Almuerzo	Ensalada griega			
	Jitomate, pepino	1, ½	1½	Verduras
	Pimiento verde	½	½	Verduras
	Aceite de oliva	2 cucharaditas	2	Grasas
	Pan (grano entero)	1 rebanada	1	Carbohidratos
Colación	Nueces	4 mitades	1	Grasas
Cena	Salmón	90 g (3 onzas)	1	Proteínas/Lácteos
	Ensalada (lechuga, ac. oliva)	2 tazas	1	Verduras /Grasas
	Pasta (granos enteros)	½ taza	1	Carbohidratos
	Salsa de jitomate	½ taza	½	Verduras
	Brócoli	1 taza	1	Verduras
	Pan (grano entero)	1 rebanada	1	Carbohidratos
Colación	Mango (vinagre balsámico)	1	2	Frutas

rías y las raciones recomendadas para el día en los espacios en blanco a la derecha de la pirámide. Durante el día, registre lo que come en su diario personal de comida, incluyendo los alimentos, las cantidades, las raciones y los grupos de alimentos. Al final del día, verifique los cuadros de raciones dentro de la pirámide y compare las raciones que comió con las metas de raciones del día.

Luego congratúlese o comprométase a hacer ajustes para el día siguiente.

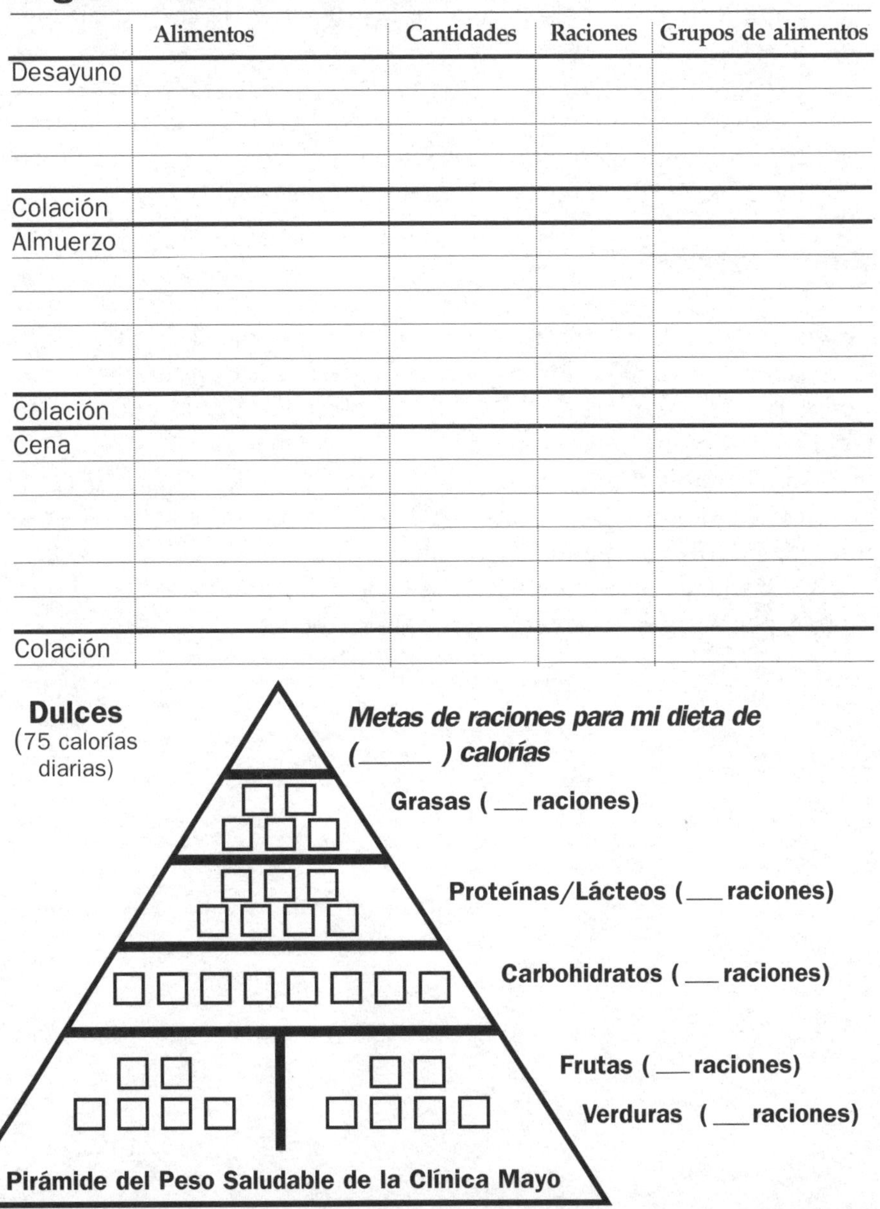

Registro diario de comidas

	Alimentos	Cantidades	Raciones	Grupos de alimentos
Desayuno				
Colación				
Almuerzo				
Colación				
Cena				
Colación				

Cómo hacer funcionar nuestro enfoque de la pirámide del peso

Es fácil poner a funcionar el enfoque de la Pirámide del Peso Saludable de la Clínica Mayo en la vida diaria. Aquí están cinco pasos sencillos:

1. Determine el nivel inicial de calorías diarias (vea página 80).
2. Determine las recomendaciones de raciones diarias de cada grupo de alimentos (vea página 81).
3. Familiarícese con el tamaño de las raciones de cada grupo de alimentos (vea página C5).
4. Lleve un "Registro diario de comidas" personal (vea página 93).
5. Concéntrese en la variedad y el sabor. Intente nuevos alimentos utilizando los menús diarios y las recetas de este libro (vea páginas 95-101, páginas C7-C16 y páginas 195-200).

Menús diarios

Para la mayoría de las mujeres, una buena meta inicial de calorías es 1,200 calorías; y 1,400 calorías para la mayoría de los hombres. Estos menús pueden ayudarlo a distribuir las raciones diarias entre el desayuno, el almuerzo y la comida.

Se presentan cuatro días de menús del nivel de 1,200 calorías y tres días de menús del nivel de 1,400 calorías. Las recetas para estos alimentos deliciosos y nutritivos están disponibles (vea páginas C7-C16 y 195-200). Puede cambiar las raciones basándose en las preferencias, pero éste es un buen lugar para empezar.

Comidas de 1,200 calorías que disfrutará

DÍA 1 (1,200 calorías)

Desayuno	Raciones/grupo
Mezcla de jugos (vea página 196)	2 Frutas
2 rebanadas de pan integral tostado	2 Carbohidratos
2 ctas. de mantequilla de cacahuate	1 Grasas
Té de hierbas	---

Almuerzo	Raciones/grupo
Sandwich de ensalada de atún (90 g/3oz atún enlatado en agua, 4 ctas. de mayonesa sin grasa, 1/2 cta. de curry en polvo, apio picado al gusto, 2 rebanadas de pan integral tostado)	1 Proteínas/Lácteos 1 Grasas 2 Carbohidratos
1 taza de zanahorias, jícama y pimiento en rajas	2 Verduras
1 taza de leche descremada	1 Proteínas/Lácteos

Cena	Raciones/grupo
Salmón escalfado con salsa de melón (pág. C15)	1 Proteínas/Lácteos 1 Frutas
3/4 taza de ejotes al vapor	1 Verduras
3 tazas de lechuga con vinagre	1 Verduras
balsámico y pacanas tostadas (6)	1 Grasas
Agua mineral carbonatada con limón	---

Totales de grupos de alimentos	Real	Meta
Verduras	4	4+
Frutas	3	3+
Carbohidratos	4	4
Proteínas/Lácteos	3	3
Grasas	3	3

DÍA 2 (1,200 calorías)

Desayuno	**Raciones/grupo**
1 taza de fresas	1 Frutas
Tortilla de huevo con cebollinas frescas picadas (1/2 taza de sustituto de huevo, cebollinas picadas al gusto)	1 Proteínas/Lácteos
2 rebanadas de pan integral tostado	2 Carbohidratos
1 cta. de margarina blanda	1 Grasas
Café descafeinado	----

Almuerzo	**Raciones/grupo**
Ensalada griega (Cortar en trozos grandes: 1 jitomate, 1/2 pimiento verde, 1/2 pepino. Revolver con 1/2 cta. de albahaca seca, 1/2 cta. de orégano seco. Rociar con 2 cta. de aceite de oliva, 2 ctas. de vinagre de vino rojo	2 Verduras 2 Grasas
1 panecillo integral mediano con corteza	1 Carbohidratos
1 pera mediana	1 Frutas
Agua carbonatada con limón	---

Cena	**Raciones/grupo**
Pollo provenzal con hinojos (vea página 196)	2 Proteínas/Lácteos 1 Verduras
1/2 taza de puré de papa (sazonado con caldo de pollo y cebollinas)	1 Carbohidratos
1/2 taza de espinacas salteadas con limón	1 Verduras
Pay de budín de chocolate (vea página C16)	1 Proteínas/Lácteos
Té caliente	---

Totales de grupos de alimentos	**Real**	**Meta**
Verduras	5	4+
Frutas	3	3+
Carbohidratos	4	4
Proteínas/Lácteos	3	3
Grasas	3	3

DÍA 3 (1,200 calorías)

Desayuno	**Raciones/grupo**
1 plátano pequeño	1 Frutas
1/2 taza de cereal de salvado	1 Carbohidratos
1 taza de leche descremada	1 Proteínas/Lácteos
Café descafeinado	---

Almuerzo	**Raciones/grupo**
Mezcla de frutas mediterránea a la menta (pág. C7)	2 Frutas 1 Grasas
1 panecillo integral pequeño	1 Carbohidratos
1 taza de brócoli y gajos de coliflor crudos	2 Verduras
2 cdas. de aderezo sin grasa	1 Grasas
1 taza de yogur de sabores, sin grasa, bajo en calorías	1 Proteínas/Lácteos
Té helado	---

Cena	**Raciones/grupo**
Tortilla de huevos y espinacas (vea página 197)	1 Proteínas/Lácteos 3 Verduras 1 Carbohidratos
1 jitomate mediano, rebanado, con cilantro fresco	1 Verduras
1 cta. de aceite de oliva extra virgen	1 Grasas
Agua carbonatada con limón	---

Colación	**Raciones/grupo**
3 tazas de palomitas de maíz	1 Carbohidratos

Totales de grupos de alimentos	**Real**	**Meta**
Verduras	6	4+
Frutas	3	3+
Carbohidratos	4	4
Proteínas/Lácteos	3	3
Grasas	3	3

DÍA 4 (1,200 calorías)

Desayuno	Raciones/grupo
1/2 taza de fruta fresca (piña, melón, frambuesas)	1 Frutas
1 1/2 cda. de almendras	1 Grasas
1 taza yogur sin grasa reducido en calorías	1 Proteínas/Lácteos
Café de sabores	---

Almuerzo	Raciones/grupo
Ensalada de arroz silvestre y pollo (vea página 198)	2 Carbohidratos 1 Proteínas/Lácteos 2 Verduras
1 manzana pequeña	1 Frutas
Agua carbonatada con limón	---

Cena	Raciones/grupo
Hongos y tofu fritos estilo Thai (vea página 199)	3 Verduras 1 Proteínas/Lácteos 2 Grasas
2/3 taza de arroz integral	2 Carbohidratos
1/2 durazno mediano rebanado	1 Frutas
Té verde caliente	---

Totales de grupos de alimentos	Real	Meta
Verduras	5	4+
Frutas	3	3+
Carbohidratos	4	4
Proteínas/Lácteos	3	3
Grasas	3	3

Comidas de 1,400 calorías que disfrutará

DÍA 1 (1,400 calorías)

Desayuno	Raciones/grupo
1/2 taza de avena estilo antiguo	1 Carbohidratos
Cerezas (1 taza)	1 Frutas
1 taza de leche descremada	1 Proteínas/Lácteos

Almuerzo	Raciones/grupo
Sopa de zanahorias con jengibre (vea página 199)	3 Verduras 1 Grasas
Galletas crocantes de centeno (1 triple)	1 Carbohidratos
2/3 taza de queso cottage con bajo contenido de grasa	1 Proteínas/Lácteos
1/2 taza de piña fresca	1 Frutas
Té de hierbas	---

Cena	Raciones/grupo
Pimientos rellenos de granos (vea página C13)	3 Carbohidratos 3 Verduras
3/4 taza de calabacita de verano al vapor	1 Verduras
1 cta. de margarina blanda	1 Grasas
1 taza de frambuesas	1 Frutas
1 taza de leche descremada	1 Proteínas/Lácteos

Colación	Raciones/grupo
1 taza yogur de sabores sin grasa y de contenido reducido de calorías	1 Proteínas/Lácteos
1 1/2 cdas. de almendras	1 Grasas
1 durazno mediano rebanado	1 Frutas

Totales de grupos de alimentos	Real	Meta
Verduras	7	4+
Frutas	4	4+
Carbohidratos	5	5
Proteínas/Lácteos	4	4
Grasas	3	3

DÍA 2 (1,400 calorías)

Desayuno	Raciones/grupo
1 bagel	2 Carbohidratos
3 cdas. de queso crema libre de grasa	1 Grasas
2 ciruelas	1 Frutas
Café de sabores	---

Almuerzo	Raciones/grupo
Sandwich de pavo (90 g/3 oz de pavo, 2 ctas. de mayonesa, hoja de lechuga, rebanadas de jitomate, 2 rebanadas de pan integral	2 Proteínas/Lácteos 1 Grasas 2 Carbohidratos
1 taza de melón y sandía frescos mezclados	2 Frutas
240 mL (8 onzas) de jugo de verduras	2 Verduras

Cena	Raciones/grupo
60 g (2 onzas) de lomo de res a la parrilla, en rebanadas	2 Proteínas/Lácteos
Brócoli en salsa de naranja condimentada (ver página C9)	3 Verduras
1 papa mediana al horno	1 Carbohidratos
3 cdas. de crema agria libre de grasa	1 Grasas
Té caliente	---

Colación	Raciones/grupo
1 manzana	1 Frutas

Totales de grupos de alimentos	Real	Meta
Verduras	5	4+
Frutas	4	4+
Carbohidratos	5	5
Proteínas/Lácteos	4	4
Grasas	3	3

DÍA 3 (1,400 calorías)

Desayuno	Raciones/grupo
1/2 taza de jugo de naranja	1 Frutas
1 bollo pequeño	1 Carbohidratos 1 Grasas
1 taza de fresas enteras	1 Frutas
1 taza de yogur de sabores sin grasa y contenido reducido de calorías	1 Proteínas/Lácteos
Café descafeinado	---

Almuerzo	Raciones/grupo
Pan de pita relleno con verduras y queso *feta* (1 pan de pita integral, lechuga picada, jitomate picado, pepino rebanado, 1/3 taza de queso *feta*, 2 cdas. de aderezo francés sin grasa)	1 Proteínas/Lácteos 1 Verduras 2 Carbohidratos 1 Grasas
1 nectarina	1 Frutas
1 taza leche descremada	1 Proteínas/Lácteos

Cena	Raciones/grupo
Pechuga de pollo al horno con estragón	1 Proteínas/Lácteos
1/3 taza de arroz integral con perejil	1 Carbohidratos
Espárragos y zanahorias fritos en aceite de ajonjolí (vea página C11)	2 Verduras
2 tazas de ensalada de hojas con 1 cta. de aceite de oliva y vinagre de vino rojo	1 Verduras 1 Grasas
Té caliente	---

Colación	Raciones/grupo
Uvas (15)	1 Frutas
Galletas crocantes de cebada — 1 triple	1 Carbohidratos

Totales de grupos de alimentos	Real	Meta
Verduras	4	4+
Frutas	4	4+
Carbohidratos	5	5
Proteínas/Lácteos	4	4
Grasas	3	3

Usted se sorprenderá con estos no

- No se muera de hambre. Si tiene hambre, coma. Seleccione alimentos de la base de la pirámide — verduras y frutas.
- No deje que los ocasionales reveses debiliten el compromiso para bajar de peso — espérelos.
- No trate de ser perfecto.
- No se apresure. No se pueden cambiar los comportamientos de toda la vida de un día a otro.
- No se rinda — ¡usted puede hacerlo!

Plan de menús avanzado

Una vez que se sienta a gusto con el programa de la Pirámide del Peso Saludable, puede explorar algunas otras opciones para más variedad. Para tener flexibilidad puede intercambiar raciones de un grupo con raciones de otro grupo. Ésta es otra forma de adaptar el programa a sus preferencias.

Si prefiere la cocina asiática, puede intentar un menú rico en carbohidratos, y con pocas grasas, con más arroz y menos grasas y proteínas. Puede aumentar dos raciones de Carbohidratos y disminuir una ración de Proteínas/Productos lácteos y una ración de Grasas. Algunas personas prefieren el estilo mediterráneo, una dieta más rica en grasa que enfatiza las grasas monoinsaturadas como el aceite de oliva, nueces y aguacate. En este caso puede aumentar tres raciones de Grasas y disminuir una ración de Carbohidratos y una de Proteínas/Productos lácteos.

Cuando intercambie raciones de un grupo a otro, tenga presente que tanto el grupo de Carbohidratos como el grupo de Proteínas/ Productos lácteos no deben ser menos de tres de cada uno.

Meta de calorías para mantener el peso que ha bajado

No haga cambios en la dieta que no pueda mantener indefinidamente. Una vez que llegue a la meta de reducción de peso, puede pasar al nivel siguiente más alto de calorías (vea página 80). Pero tenga cuidado. No vuelva a los hábitos antiguos de alimentación. Si lo hace, recuperará el peso. Disminuya el número de raciones si empieza a recuperar peso.

Guía en color para una alimentación saludable

Ponga a trabajar la Pirámide del Peso Saludable de la Clínica Mayo

Variedad y moderación son claves para una dieta saludable, pero una dieta saludable sola no promueve un peso apropiado. Es importante comer las cantidades correctas de los alimentos adecuados. La actividad física regular es también importante.

La nueva Pirámide del Peso Saludable de la Clínica Mayo es fácil de entender y puede ayudarlo a reducir, aumentar o mantener un peso más saludable. Enfatiza las frutas y verduras y le permite comer cantidades ilimitadas de estos alimentos.

Las siguientes páginas lo introducen a este nuevo concepto de la alimentación saludable. Encontrará información útil sobre la cantidad de alimento que necesita y recetas para ayudarlo a empezar con un plan para alcanzar y mantener un peso adecuado.

Contenido

Pirámide del Peso Saludable de la Clínica Mayo C2
¿Cuántas raciones diarias? C4
Nuestra mejor recomendación en alimentos C4
¿Qué es una ración? C5
Mezcla de frutas mediterránea a la menta C7
Brócoli en salsa de naranja condimentada C9
Espárragos y zanahorias fritos con aceite de ajonjolí C11
Pimientos rellenos de granos C13
Salmón escalfado con salsa de melón C15
Pay de budín de chocolate C16

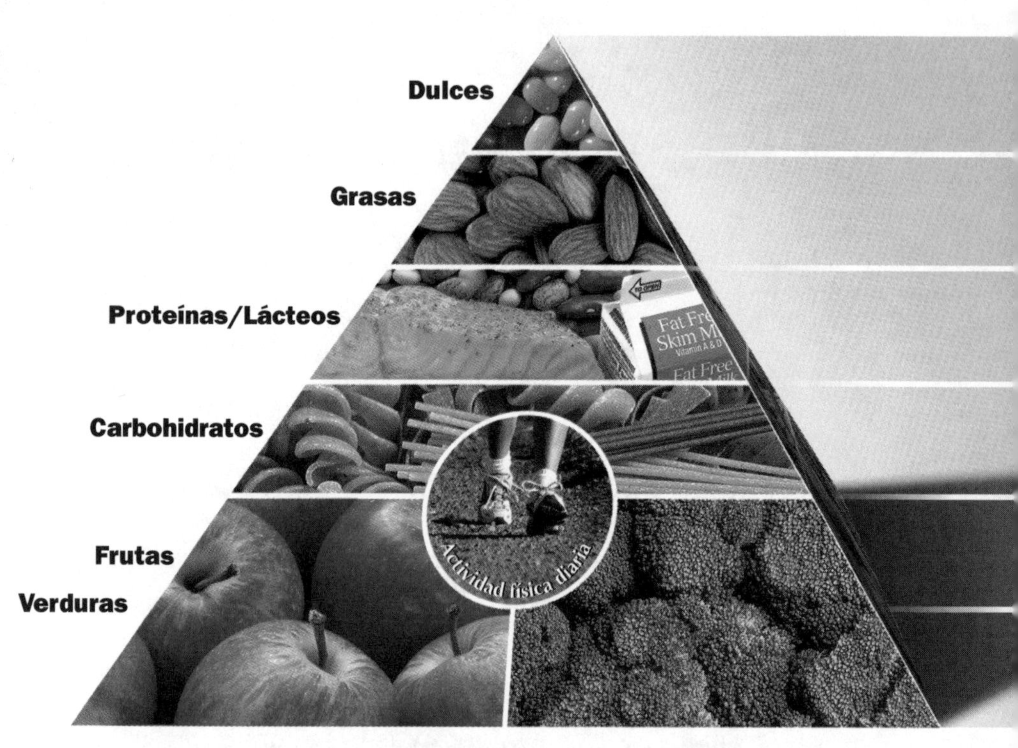

Pirámide del Peso Saludable de la Clínica Mayo[MR]

Cinco pasos para una alimentación saludable

La Pirámide del Peso Saludable de la Clínica Mayo[MR] es su guía para el peso más saludable para usted. Su forma triangular es importante. Le muestra en dónde concentrarse cuando selecciona alimentos que favorecen un peso saludable. También reduce el riesgo de enfermedades relacionadas con el peso. Y lo que es más, nunca tendrá hambre si sigue este método de alimentación diaria.

Los alimentos más importantes, verduras y frutas, forman la base de nuestra pirámide. Pero tenga cuidado de seleccionar entre los 5 grupos principales de alimentos en la alimentación diaria. Los dulces también, pero con moderación. Vigile el consumo diario de calorías de los dulces y registre las calorías en el triángulo superior de la pirámide de su "Registro diario de comidas" personal (vea página 93).

Nuestro método, basado en la pirámide para un peso saludable, es fácil de dominar. Piense en los dedos de una mano, y siga luego estos 5 pasos:

1. Calorías. Identifique un nivel inicial de calorías diarias adecuado (vea página 80). La mayoría de las mujeres necesita 1,200 calorías.

HASTA 75 CALORÍAS DIARIAS	Azúcares simples y dulces procesados
3 - 5 RACIONES DIARIAS	Aceite de oliva, nueces, aceite de canola, aguacates
3 - 7 RACIONES DIARIAS	Frijoles, pescado, carne magra, productos lácteos de bajo contenido graso
4 - 8 RACIONES DIARIAS	Granos enteros — pasta, pan,arroz, cereales
ILIMITADO (MÍNIMO 3)	Frutas — amplia variedad
ILIMITADO (MÍNIMO 4)	Verduras — amplia variedad

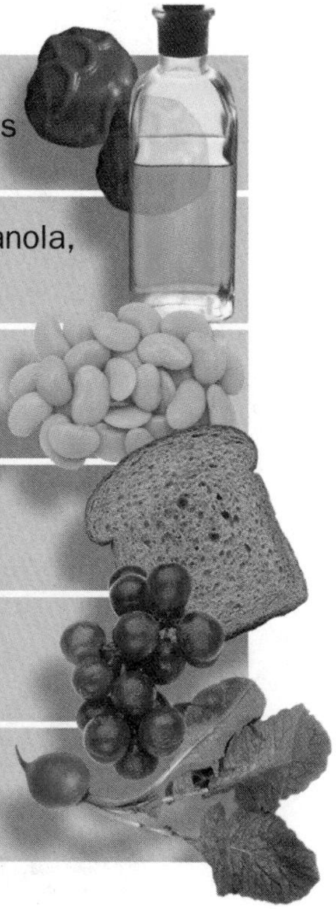

2. Raciones. Identifique el número de raciones que debe comer diariamente de cada grupo de alimentos (vea página 81).

3. Tamaño de las raciones. Familiarícese con el tamaño de las raciones de una amplia variedad de alimentos de los 5 grupos principales (vea página C5).

4. Lleve un registro. Registre el progreso. Anote cuidadosamente lo que come diariamente, utilizando el "Registro diario de comidas" (vea página 93). Al final de cada día, compare lo que comió con las metas de raciones. Enseguida congratúlese o comprométase a hacer los ajustes para el día siguiente.

5. Variedad. La pirámide muestra sólo unos cuantos alimentos porque lo importante es el concepto de la pirámide. La variedad es esencial. También lo es el sabor y la presentación. Los menús de las páginas 95-101 y las recetas de las páginas C7-C16 y 196-200 fueron seleccionados cuidadosamente por dietistas de la Clínica Mayo. Estos alimentos no sólo son nutritivos — son sabrosos, fáciles de preparar y no son costosos.

¿Cuántas raciones diarias?

	MUJERES (1,200 calorías)	HOMBRES (1,400 calorías)
Grasas	3	3
Proteínas/ Lácteos	3	4
Carbohidratos	4	5
Frutas	3 o más	4 o más
Verduras	4 o más	4 o más

Si su peso excede de 113 kilográmos, vea la página 80

Nuestra mejor recomendación en alimentos

Cuando va de compras, adquiera estos alimentos. Inclúyalos en las comidas diarias. Las cantidades que se muestran abajo representan una ración:

Verduras	
Brócoli	1 taza
Coliflor	1 taza
Ejotes	3/4 taza
Espinacas	2 tazas
Hongos	1 taza
Jitomate	1 mediano
Lechuga	2 tazas
Pepino	1 taza
Pimiento verde	1 taza
Zanahorias	1/2 taza

Frutas	
Blueberries	3/4 taza
Durazno	1 grande
Fresas	1 taza
Manzana	1 pequeña
Mezcla de frutas	1/2 taza
Naranja	1 mediana
Pera	1 pequeña
Plátano	1 pequeño
Toronja	1 pequeña
Uvas	1 taza

¿Qué es una ración?

	UNA RACIÓN ES . . .
Grasas	1 cucharadita de aceite 2 cucharadas de nueces
Proteínas/ Lácteos	1/2 taza de frijoles 90 g (3 oz) de carne o pescado 1 taza de leche descremada
Carbohidratos	1/2 taza de granos o cereales 1 rebanada de pan
Frutas	1/2 taza, en rebanadas
Verduras	2 tazas de hojas, 1 taza de verdura picada

Limite los dulces a 75 calorías por día.

Objetos familiares que pueden ayudar a recordar el tamaño de las raciones

Baraja de naipes = 90 g (3 oz) de carne o pescado
Un par de dados = 45 g (1 1/2 oz) de queso

Carbohidratos	
Arroz (integral)	1/3 taza
Avena (cocinada)	1/2 taza
Calabaza (invierno)	1 taza
Camote	1/3 mediano
Cereal (granos enteros)	1/2 taza
Pan (pan integral)	1 rebanada
Pasta (granos enteros, cocinada)	1/2 taza

Proteínas/Lácteos	
Atún (enlatado en agua)	90 g (3 oz)
Cangrejo	90 g (3 oz)
Frijoles	1/2 taza
Leche (descremada o 1%)	1 taza
Pollo	90 g (3 oz)
Salmón	90 g (3 oz)
Tofu	1/2 taza

Grasas	
Aceite de canola	1 cucharadita
Aceite de oliva	1 cucharadita
Almendras	7 enteras
Mantequilla de cacahuate	1 1/2 cucharaditas
Nueces	4 mitades

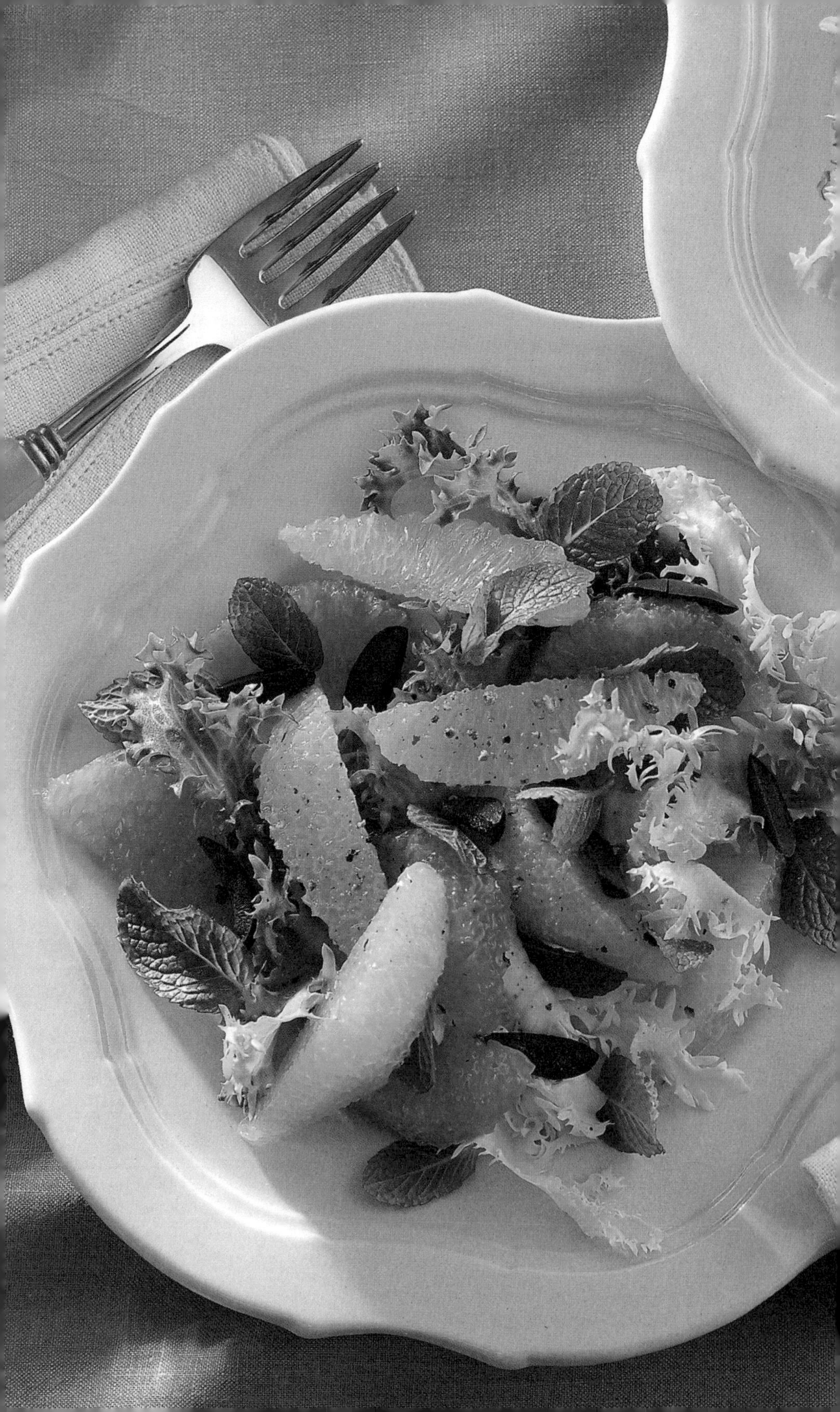

Mezcla de frutas mediterránea a la menta

En invierno los cítricos se encuentran en la mejor estación y son una selección perfecta para ensaladas de frutas. Además, los cítricos son una de las mejores fuentes de vitamina C que es un antioxidante. La menta añade un matiz a esta combinación de colores. Si quiere una versión sin grasa de esta receta, elimine el aceite de nuez y las aceitunas.

RACIONES: 6 **PREPARACIÓN** 20 minutos

2 toronjas rojas
3 naranjas grandes
1 taza (1 oz/30 g) de hojas de menta frescas
1/4 taza (1 oz/30 g) de aceitunas *kalamata*, sin hueso y rebanadas
1 cucharada de aceite de nuez
1/4 cucharadita de pimienta molida
6 hojas de endivia rizada (achicoria/endivia)

■ Sobre un colador en un tazón grande, pele y desgaje las toronjas y naranjas. Quite las semillas.
■ Pase todo el jugo, excepto 2 cucharadas, a otro recipiente, reservándolo para otro uso. A las 2 cucharadas de jugo, agregue los gajos de toronja y naranja, menta, aceitunas, aceite y pimienta. Revuélvalos suavemente para combinar.
■ Para servir, arregle las hojas de endivia en platos individuales y ponga encima una cantidad igual de fruta.

RACIONES EN ESTA RECETA

DULCES - 0	PROTEÍNAS/LÁCTEOS - 0	FRUTAS - 1
GRASAS - 1	CARBOHIDRATOS - 0	VERDURAS - 1/2

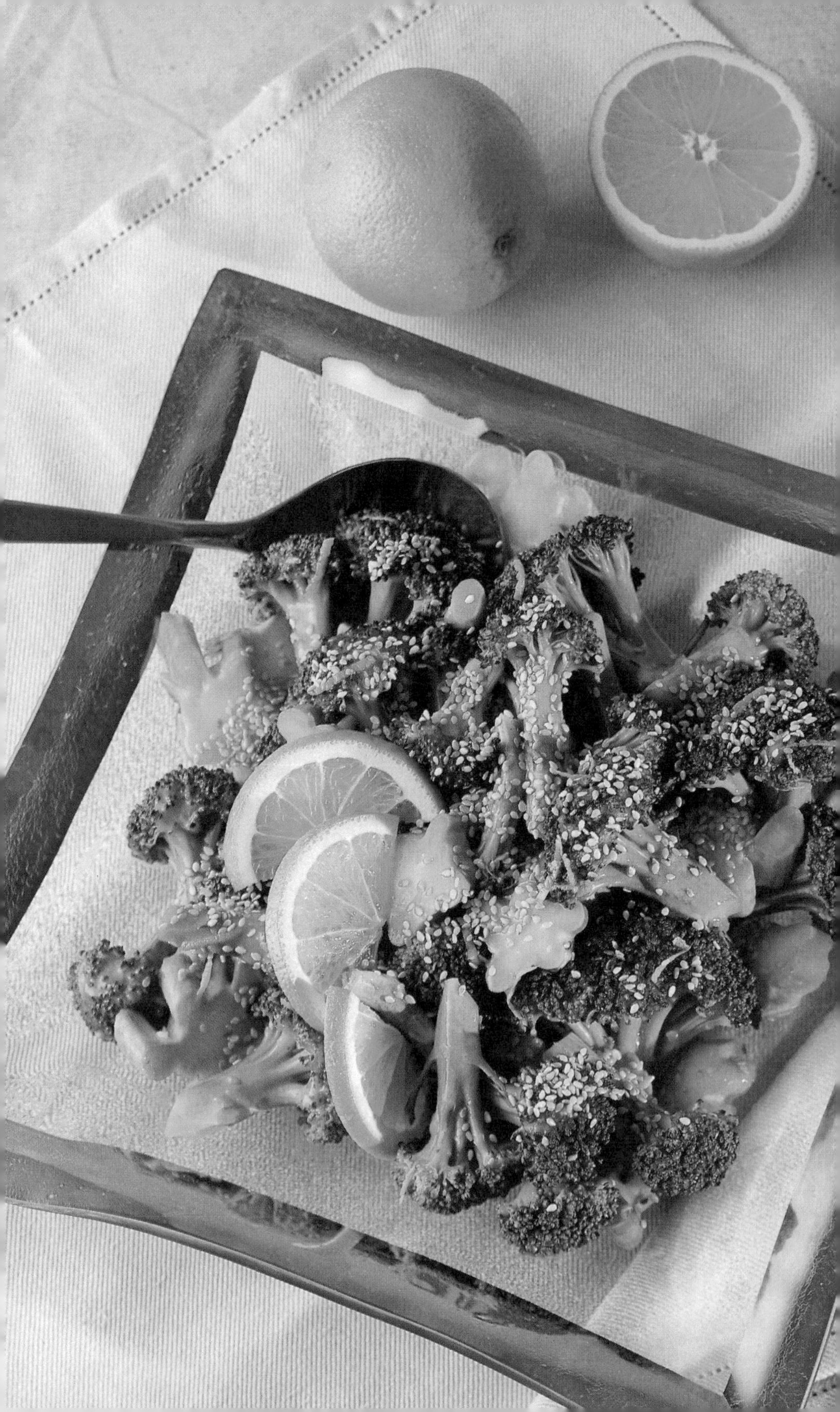

Brócoli en salsa de naranja condimentada

Muchas recetas llevan brócoli pero ignoran los tallos. Sin embargo si se recortan y pelan apropiadamente, los tallos del brócoli son perfectamente comestibles y proporcionan los mismos nutrientes. Algunas personas incluso prefieren el sabor ligeramente más dulce y la textura más crujiente de los tallos.

RACIONES: 6 **PREPARACIÓN:** 15 minutos **COCCIÓN:** 10 minutos

2 lb (1 kg) de brócoli
½ taza (4 oz fl/125 mL) de jugo de naranja
2 cucharaditas de miel
1 cucharadita de mostaza de Dijon
1 cucharadita de cáscara de naranja rallada
½ cucharadita de salsa de soya de contenido reducido de sodio
1 diente de ajo, triturado
⅛ cucharadita de hojuelas de pimiento rojo
1 ½ cucharaditas de fécula de maíz
1 cucharada de agua
1 cucharadita de semillas de ajonjolí, tostadas

▪ Recorte las florecitas del brócoli en pedazos de 4 cm de longuitud aproximadamente. Corte los tallos transversalmente en pedazos de 9 mm de espesor.
▪ En una olla grande con rejilla de vapor, ponga agua (5 cm) a hervir. Agregue los tallos, cubra y ponga al vapor durante 2 minutos. Agregue las florecitas y vuelva a poner al vapor durante 5 minutos más.
▪ Mientras tanto, en una cacerola pequeña con fuego medio-alto, ponga a hervir el jugo de naranja, miel, mostaza, cáscara de naranja rallada, salsa de soya, ajo y hojuelas de pimiento.
▪ En un tazón pequeño mezcle la fécula de maíz y el agua. Agregue revolviendo en la mezcla de jugo de naranja y cocine hasta que esté espeso, aproximadamente 1 minuto.
▪ Para servir, mezcle suavemente el brócoli con la salsa en un tazón. Agregue enzima las semillas de ajonjolí.

RACIONES EN ESTA RECETA

DULCES - 0	PROTEÍNAS/LÁCTEOS - 0	FRUTAS - 1/2
GRASAS - 1	CARBOHIDRATOS - 0	VERDURAS - 2

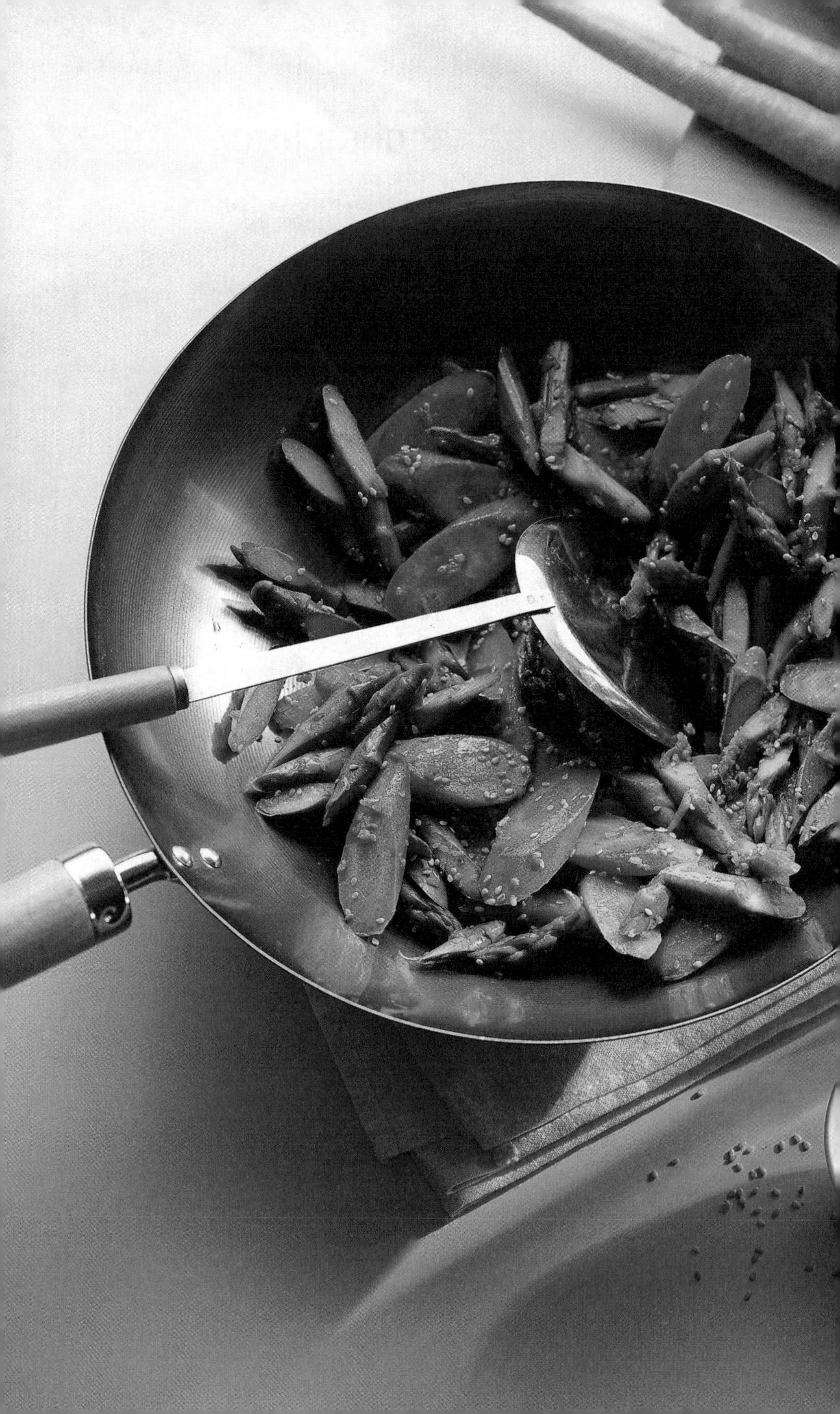

Espárragos y zanahorias fritos con aceite de ajonjolí

El mejor aceite de ajonjolí de Asia recuerda mucho las semillas de ajonjolí tostadas y no es agrio ni amargo. Cómprelo en frascos pequeños y siga intentando otros nuevos hasta que encuentre la marca que le gusta más. Recuerde, se necesita sólo una pequeña cantidad de aceite de ajonjolí para impartir su sabor a nuez.

RACIONES: 6 **PREPARACIÓN:** 15 minutos **COCCIÓN:** 10 minutos

24 tallos de espárragos
6 zanahorias grandes
1/4 taza (2 oz fl/60 mL) de agua
1 cucharada de jengibre fresco rallado
1 cucharada de salsa de soya de contenido reducido de sodio
1 1/2 cucharaditas de aceite de ajonjolí
1 cucharada de semillas de ajonjolí, tostadas

- Corte los espárragos en trozos de 12 mm. Corte las zanahorias en trozos de 6 mm.
- Cubra una sartén o una cacerola grande con aerosol para cocinar y colóquela en fuego intenso. Agregue las zanahorias y fría revolviendo durante 4 minutos. Agregue los espárragos y agua, y agite y revuelva para combinar. Cubra y cocine hasta que las verduras estén tiernas, unos 2 minutos.
- Destape y agregue el jengibre. Fría hasta que se evapore toda el agua restante, 1 o 2 minutos.
- Agregue la salsa de soya, aceite de ajonjolí y las semillas de ajonjolí. Fría agitando hasta que se cubran las verduras uniformemente.
- Para servir, divida en platos individuales.

RACIONES EN ESTA RECETA

DULCES - 0	PROTEÍNAS/LÁCTEOS - 0	FRUTAS - 0
GRASAS - 1/2	CARBOHIDRATOS - 0	VERDURAS - 2

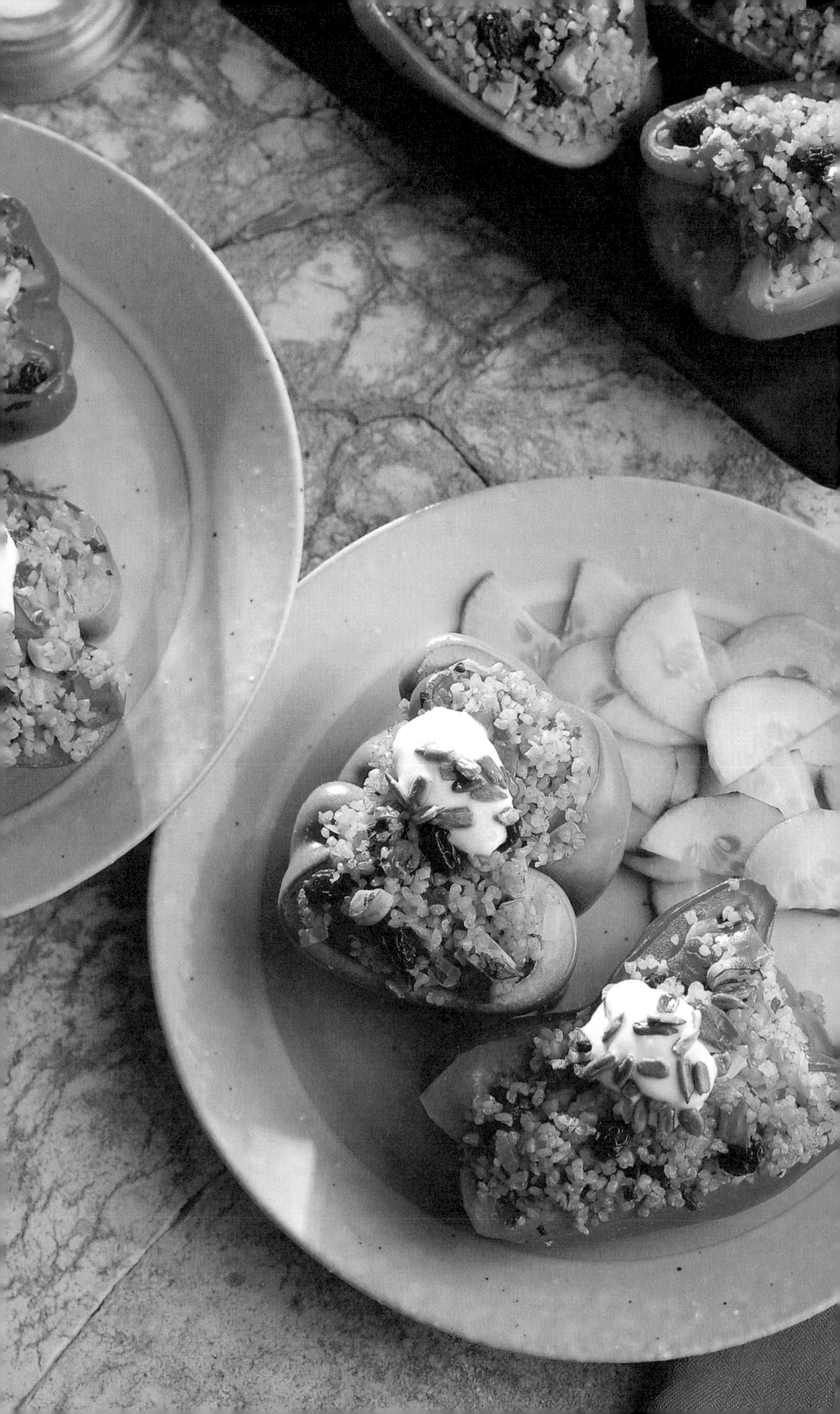

Pimientos rellenos de granos

Disfrute el sabor casero de los pimientos rellenos sin carne, que en esta receta están rellenos con una combinación de trigo, hongos, jitomates, cebollas y ajo de bajo contenido graso. Compleméntelos con una verdura refrescante.

RACIONES: 6 **PREPARACIÓN:** 25 minutos **COCCIÓN:** 1 hora

4 tazas (32 oz fl/1 litro) de agua
1/2 cucharadita de canela molida
1/2 cucharadita de comino molido
2 tazas (12 oz/375 g) de trigo bulgur
8 oz (250 g) de hongos rebanados en trozos grandes
1 1/2 tazas (9 oz/280 g) de jitomate fresco en cubos o 455 g (14 1/2 oz) de jitomates en lata, rebanados y escurridos
1 cebolla finamente picada
2 dientes de ajo, triturados
1/2 taza (1/2 oz/15 g) de perejil de hoja plana (italiano) fresco picado
1/3 taza (2 oz/60 g) de pasas
3 pimientos rojos partidos a la mitad, sin tallo y semillas
3 pimientos verdes partidos a la mitad, sin tallo y semillas
6 cucharadas (3 oz/90 g) de yogur natural sin grasa
1 cucharada de semillas de girasol, tostadas

▪ En una cacerola grande, ponga a hervir el agua, la canela y el comino. Agregue el trigo. Cuando el agua vuelva a hervir, baje el fuego. Cubra y hierva hasta que se consuma el agua, unos 15 minutos.
▪ En una sartén grande sobre fuego medio, combine los hongos, jitomates, cebolla, ajo y perejil. Cubra y cocine, agitando ocasionalmente hasta que las verduras estén tiernas pero no blandas, unos 10 minutos.
▪ Agregue la mezcla de hongos y las pasas al bulgur cocinado.
▪ Precaliente el horno a 200 °C. Cubra un molde de poca profundidad para hornear con aerosol para cocinar no adherente.
▪ En el molde preparado, acomode las mitades de los pimientos en una sola capa, con el corte hacia arriba. Divida la mezcla de bulgur igualmente en los pimientos, sobresaliendo un poco. Cubra bien con papel aluminio y hornee hasta que los pimientos estén tiernos y el relleno se haya calentado completamente, unos 45 minutos.
▪ Para servir, coloque 2 mitades de pimientos en platos individuales. Cúbralos con 1/2 cucharada de yogur y adorne con las semillas de girasol.

RACIONES EN ESTA RECETA

DULCES - 0	PROTEÍNAS/LÁCTEOS - 0	FRUTAS - 0
GRASAS - 0	CARBOHIDRATOS - 3	VERDURAS - 3

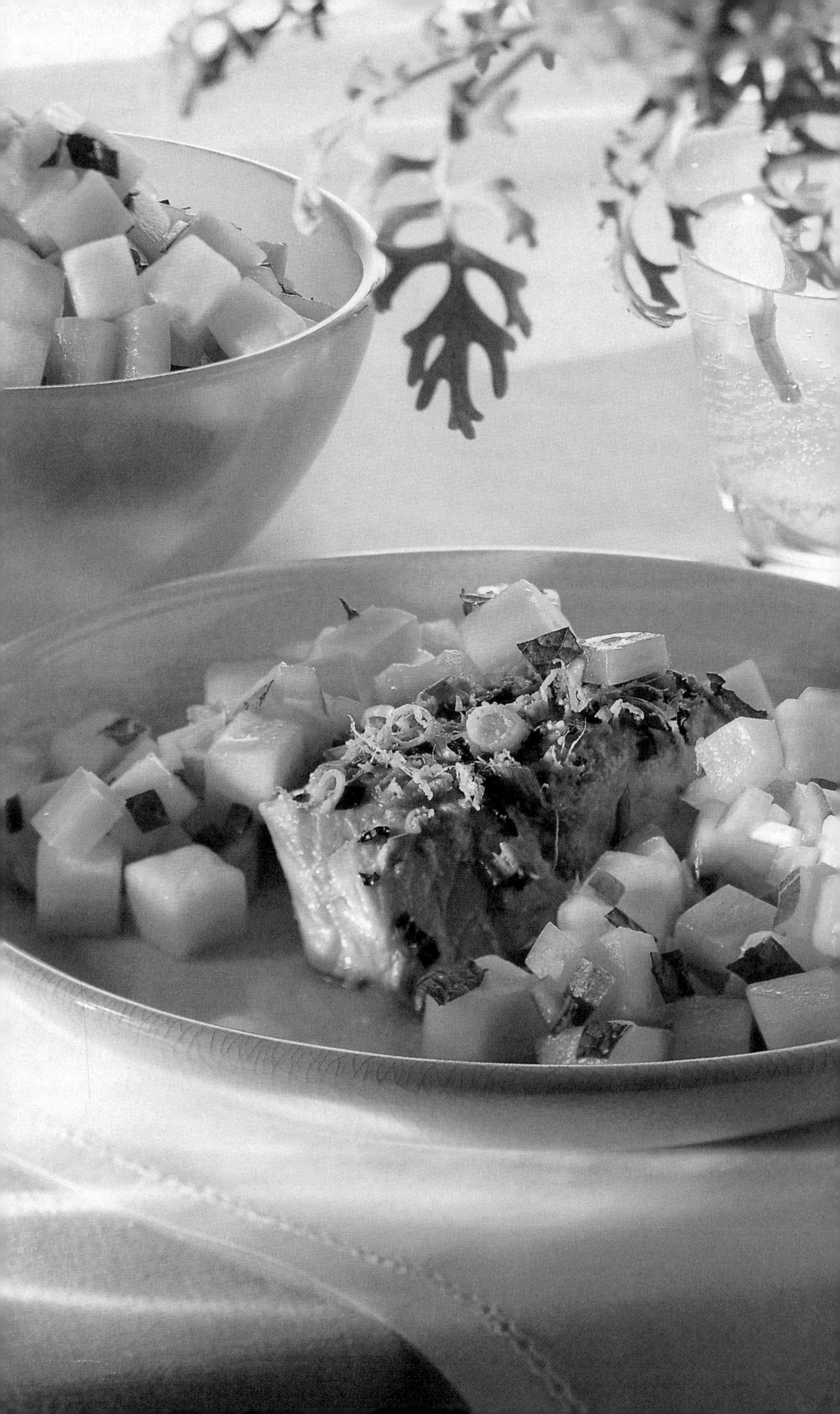

Salmón escalfado con salsa de melón

Escalfar el pescado envuelto en papel aluminio en el horno, técnica llamada en papillote *en francés, retiene la humedad y el sabor, y cuidadosamente recibe a los comensales con una oleada de aromático vapor al abrir los paquetes. En una práctica común en cocinas tropicales, se agrega fruta fresca encima del pescado.*

RACIONES: 6 **PREPARACIÓN:** 40 minutos **COCCIÓN:** 15 minutos

2 cebollas verdes, finamente rebanadas, incluyendo las porciones verdes
1 1/2 cucharaditas de menta fresca picada
1 cucharadita de jengibre fresco rallado
3 cucharadas de cáscara de limón rallado
1 1/2 lb (750 g) de filetes de salmón, sin la piel y cortado en 6 piezas

Salsa de melón
1 melón amarillo, de unas 3 lb (1.5 kg), pelado, sin semillas y cortado en cubos de 12 mm
1 pimiento amarillo sin tallo y semillas, cortado en cuadritos de 12 mm
1/4 taza (2 onzas/60mL) de jugo de limón
1/2 cebolla roja o española, picada
1 chile jalapeño, triturado
2 cucharadas de menta fresca picada

■ Precalentar el horno a 230 °C.
■ En un tazón pequeño, poner las cebollas, menta, jengibre y cáscara de limón rallado.
■ Colocar 6 cuadrados de papel aluminio, cada uno de 25 cm de lado en una superficie de trabajo. Colocar una pieza de salmón en el centro de cada una. Agregar encima una cantidad igual de la mezcla de cebolla. Doblar los bordes del papel aluminio y sellar. Colocar los paquetes en una sola capa en una charola y hornear hasta que el pescado esté opaco, 12-15 minutos.
■ Mientras tanto, preparar la salsa en un tazón mediano poniendo el melón, pimiento, jugo de limón, cebolla, jalapeño y menta.
■ Para servir, pasar el contenido de cada paquete a un plato individual. Agregar encima una cantidad igual de la salsa.

RACIONES EN ESTA RECETA

DULCES - 0	PROTEÍNAS/LÁCTEOS - 1 1/2	FRUTAS - 1
GRASAS - 0	CARBOHIDRATOS - 0	VERDURAS - 1

Pay de budín de chocolate

RACIONES: 8 **PREPARACIÓN:** 30 minutos **COCCIÓN:** 30 minutos **ENFRIAR:** 2 horas

Corteza

8 galletas enteras (Graham)
2/3 taza (2 oz/60 g) 100% salvado de trigo no procesado
2 cucharadas de azúcar
1/4 cucharadita de canela
2 claras de huevo

Relleno

1/3 taza (1½ oz/45 g) de fécula de maíz
1/3 taza (5 oz/155 g) de azúcar
1/3 taza (1 oz/30 g) de cocoa en polvo sin endulzar
3½ tazas (28 oz fl/875 mL) leche sin grasa
2 cucharaditas de extracto de vainilla (esencia)
16 fresas enteras

▪ Precaliente el horno a 180 °C. Cubra un molde para pay con aerosol no adherente para cocinar.
▪ Para hacer la corteza, en un procesador de alimentos procese las galletas Graham y el salvado de trigo en migajas finas. Agregue azúcar, canela y claras de huevo y procese hasta que las migajas estén húmedas.
▪ Ponga la mezcla en el molde preparado y aplane y presione firmemente sobre el fondo y los lados del molde, teniendo cuidado de que no queden los bordes demasiado gruesos.
▪ Hornee unos 15 minutos hasta que la corteza se haya dorado ligeramente, se sienta firme pero no dura y se hunda ante una presión moderada . Si se hornea demasiado, se resquebraja cuando se enfría. Enfríe completamente, aproximadamente 1 hora.
▪ Para hacer el relleno, en una cacerola gruesa, cierna la fécula de maíz, el azúcar y la cocoa en polvo. Gradualmente agrege la leche. Coloque en calor medio y cocine, agitando constantemente hasta que la mezcla se espese y hierva, unos 7 minutos. Reduzca el fuego a medio-bajo y hierva suavemente, agitando constantemente, 2 minutos más. Retire del calor y presione una pieza de envoltura de plástico directamente en la superficie de la mezcla para evitar que se forme una costra. Enfríe 30 minutos.
▪ Retire la envoltura de plástico y agregue la vainilla. Vacíe el relleno en la corteza y refrigere hasta que haga cuerpo, por lo menos 2 horas.
▪ Para servir, corte en porciones y decore con las fresas.

RACIONES EN ESTA RECETA

DULCES - 50 calorías
GRASAS - 0
PROTEÍNAS/LÁCTEOS - 1
CARBOHIDRATOS - 1/2
FRUTAS - 1/2
VERDURAS - 0

No hay una "Dieta de la Clínica Mayo"

Parece estacional. Generalmente en la primavera, la Clínica Mayo recibe un diluvio de llamadas telefónicas preguntando por la llamada Dieta de la Clínica Mayo, de la que han surgido varias versiones en el país y en el mundo durante décadas. El problema y la verdad: no hay Dieta de la Clínica Mayo.

Nadie sabe el origen del mito de la dieta, pero los dietistas de Mayo dicen que ha existido desde la década de 1940. Con los años, la supuesta Dieta de la Clínica Mayo ha surgido en muchas formas, pero todas comparten una característica común: "Una dieta es buena para todos". También limitan la variedad de alimentos y prometen reducciones dramáticas del peso. Éstos son signos seguros de un engaño.

Un dieta probablemente es sólo moda si no se adapta específicamente a sus necesidades individuales. La Clínica Mayo adapta los planes de reducción de peso al individuo. Cada plan incluye qué y cuánto debe comer, recomendaciones de ejercicio y otros hábitos que favorecen la salud.

Por lo tanto, la próxima vez que escuche de la llamada Dieta de la Clínica Mayo, ayude a hacer desaparecer el mito compartiendo sus conocimientos.

La nueva forma de comer

Si sigue el enfoque de comer simbolizado por la Pirámide del Peso Saludable de la Clínica Mayo, tendrá una dieta balanceada, nunca tendrá hambre y estará en buena posición de alcanzar el mejor peso. Si también aplica las recomendaciones de la actividad, bajará de peso si es necesario, sin volver a ganar los kilos que ha perdido.

La salud mejorará cuando los cambios que se propuso en la dieta y la actividad se conviertan en una parte agradable del estilo de vida. Este enfoque funciona. Es más real que seguir una dieta y bajar de peso por un periodo corto sólo para recuperar el peso cuando abandona la dieta.

Aunque nuestro programa puede no tener el éxito que se adjudican algunos planes populares de reducción rápida de peso, ofrece una solución permanente al problema del sobrepeso o de la obesidad.

Pasar la prueba

La Guía de la Clínica Mayo sobre peso saludable y la nueva Pirámide del Peso Saludable de la Clínica Mayo califican bien al lado de las recomendaciones federales de nutrición. Enseguida se compara la última edición de las Guías Alimentarias para los Estadounidenses del USDA con el enfoque de la Clínica Mayo. Una palomita en la columna Mayo indica consistencia.

Guías Alimentarias	Enfoque Mayo
1. Tenga como meta un peso saludable.	✔
2. Manténgase físicamente activo todos los días.	✔
3. Deje que la Pirámide Guía de Alimentos guíe las selecciones.	Incorpora la Pirámide de la Clínica Mayo
4. Seleccione una variedad de granos diariamente, especialmente granos enteros.	✔
5. Seleccione una variedad de frutas y verduras diariamente.	✔
6. Conserve bien los alimentos para comer.	✔
7. Seleccione una dieta con contenido bajo de grasa saturada y colesterol moderado de grasa total.	✔
8. Seleccione bebidas y alimentos que limiten el consumo de azúcares.	✔
9. Seleccione y prepare alimentos con menos sal.	✔
10. Si toma bebidas alcohólicas, hágalo con moderación.	✔

Info Vínculo

Para mayor información consulte nuestra página en Internet y busque en las palabras: *Food & Nutrition Center*. Ésta es nuestra dirección en Internet:

http://www.MayoClinic.com

Capítulo 8

Actividad física

Mensajes para llevar a casa

- **Cualquier actividad física es una buena actividad**
- **La actividad física y el ejercicio son dos cosas diferentes**
- **La actividad de cualquier tipo quema calorías**
- **Inclusive con limitaciones físicas se pueden practicar algunas actividades**
- **La actividad física mejora su salud así como su peso**

Compare los hábitos de alimentación saludable de los capítulos previos con lo que encontrará aquí y tendrá una combinación ganadora que le brindará una mejor salud, un mejor manejo del peso y una gran condición física.

Es humano buscar una solución rápida, una dieta que haga desaparecer fácilmente los kilos con seguridad y mínimo esfuerzo. Pero los estudios muestran que las personas que quieren optimizar la reducción de peso —y los que tienen la mayor probabilidad de mantener la reducción— deben hacer más que transformar los hábitos de alimentación. Deben tener actividad física y ejercicio físico (dos cosas diferentes) como parte de un plan.

¿Significa esto que debe enfundarse un conjunto Spandex, unirse a un gimnasio o pasar horas todos los días buscando la "euforia" que causa la endorfina? No. El ejercicio físico es un enfoque más estructurado y planeado. La actividad física ocurre desde el momento en que se levanta de la cama en la mañana hasta que vuelve a ella. Casi cada movimiento del cuerpo es benéfico. Las actividades físicas, como cortar el pasto o subir escaleras en lugar del elevador, son saludables también, e importantes para el manejo del peso.

Puede aumentar el nivel de condición cardiovascular con sólo 30 minutos de actividad física de baja a moderadamente intensa al día, y puede seleccionar las actividades que disfruta. De hecho, lo más inteligente que puede hacer para el cuerpo es encontrar una o más actividades físicas que realmente disfrute y hacerlas regularmente. Cuando está involucrado en un ejercicio que disfruta, tiene mucho mayor probabilidad de mantenerlo y cosechar la recompensa.

Claro que está ocupado. En nuestra sociedad cada vez más agitada, muchas personas creen que inclusive media hora al día es demasiado pedir. Pero realmente no es tan difícil. De hecho, 30 minutos al día no necesitan tomarse de una sola vez. Puede dividir los 30 minutos en dos sesiones de 15 minutos, o en tres intervalos de 10 minutos, y todavía cosecha los beneficios.

Aun cuando vive y trabaja en este mundo automatizado y acelerado, tome la decisión de dedicar 30 minutos del día como una inversión para usted, la familia y el futuro. Bajará de peso, si ese es su objetivo. Pero también llevará una vida más rica, más sana, y más feliz, y eso le rendirá un enorme beneficio por un poco de tiempo invertido.

Ponderar los méritos

Añadir actividad física a la vida no significa usar una sudadera todos los días. Modificaciones sencillas en el estilo de vida ayudan. Es humano tomar medidas para ahorrar la actividad. Pero para mejorar la salud y manejar el peso debe hacer justo lo contrario: buscar excusas para tener más actividad en la vida diaria.

Unos cuantos minutos caminando o subiendo escaleras pueden ser tan buenos como el ejercicio estructurado. De hecho, varios estudios han mostrado que las actividades de moderada intensidad en el estilo de vida pueden disminuir el colesterol, la presión arterial y el porcentaje de grasa corporal, y pueden mejorar su condición cardiovascular, igual que los programas estructurados de ejercicio.

¿Debe abandonar el ejercicio estructurado y cambiar a las actividades del estilo de vida? No. El ejercicio estructurado en sesiones más prolongadas es más eficiente para quemar calorías. Pero cualquier actividad es buena. La actividad en el estilo de vida es un buen inicio para brindarle algunos de los beneficios del ejercicio para quemar calorías. Además, puede ser más fácil integrarlas en el día. Simplemente incorpore más actividad física en las cosas que hace. Subir escaleras, caminar, trabajar en el jardín, cortar el pasto — todas ellas lo hacen más saludable.

Piense, por ejemplo, que puede aumentar la actividad caminando si se estaciona más lejos de su destino, caminando durante la hora del almuerzo, o agregando unas cuantas vueltas más a la visita al centro comercial.

¿Es inquieto?

Cuando se trata de actividad del estilo de vida, algunas personas tienen un mecanismo para no aumentar de peso a través de sus movimientos diarios. Un estudio reciente de la Clínica Mayo sugiere que las personas inquietas queman cientos de calorías extra. Este afán de movimiento parece ayudarlas a controlar el peso inclusive cuando comen más.

En el estudio, las personas que aumentaron menos peso fueron las que quemaron el mayor número de calorías durante las actividades normales de la vida diaria, inquietas, moviéndose de un lado a otro y cambiando de postura. Los investigadores llamaron a este factor termogénesis de la actividad sin ejercicio (NEAT por sus siglas en inglés).

El estudio proporciona un mensaje optimista, inclusive si no es inquieto. Cada caloría que quema moviéndose de un lado a otro cuenta. Eso significa que hay un rango de calorías extra que puede quemar todos los días. Si aumenta un poco ese rango, permanecerá más delgado que si se sienta demasiado tiempo.

Adaptar un programa personal

Independientemente de la clase de ejercicio que seleccione, recuerde que es importante adaptar la actividad a su capacidad. Si tiene un trastorno crónico, una incapacidad física o alguna otra consideración de salud, querrá diseñar una rutina que le brinde óptimos beneficios con la menor probabilidad de molestias o lesiones. El médico puede ayudarlo a diseñar un programa adecuado.

En un tiempo, muchos trastornos físicos obstaculizaban la actividad de aquéllos que los padecían. Pero ahora, los médicos recomiendan algún tipo de ejercicio para toda clase de personas sedentarias aunque tengan algún trastorno, desde osteoporosis hasta cardiopatía coronaria.

Si tiene los siguientes trastornos, puede hacer concesiones cuando diseñe la rutina de acondicionamiento:

Vivir una vida activa

Aunque usted obtiene mayores beneficios para la salud con ejercicio de mayor intensidad que dure 30 minutos o más, las actividades de intensidad baja a moderada pueden complementar la rutina física. En lugar de que la vida gire alrededor del ejercicio, haga que el ejercicio gire alrededor de la vida. Aquí presentamos algunas formas sencillas de tener una mayor actividad física, independientemente de las actividades particulares en la vida. Intente agregar una actividad nueva o diferente cada semana.

PADRES QUE SE QUEDAN EN LA CASA

- Barra los pisos, el patio y el camino de la entrada todos los días
- Juegue con sus hijos en lugar de verlos jugar. Vaya al parque, Empuje a sus hijos en la carreola. Juegue con una pelota
- Haga una breve caminata antes de desayunar, almorzar o comer
- Vaya en bicicleta a la tienda
- Estaciónese en el extremo opuesto del destino en el centro comercial. Mientras compra camine alrededor del centro comercial un par de veces. Si tiene una bicicleta estacionaria en casa, pedalee durante cinco minutos mientras habla por teléfono o espera que termine la lavadora

TRABAJADOR DE OFICINA

- Suba por las escaleras — no en el elevador
- Camine durante la hora del almuerzo
- Levántese y visite a los compañeros en lugar de escribirles por e-mail
- Haga ejercicios de estiramiento en el escritorio
- Haga una reunión caminando: reúnase con un compañero para caminar en alguna parte
- Sugiera una liga de fútbol ente oficinas (o boliche, o correr)

GUERRERO DE FIN DE SEMANA

- Corte el pasto con una podadora manual
- Lave el automóvil a mano
- Camine con el perro diariamente
- Sea oportuno. Si está viendo el partido de fútbol de su hijo, camine alrededor del campo
- Camine en el campo de golf en lugar de usar un carrito
- Programe caminatas regulares en su vecindario con sus hijos, o vaya de excursión al campo.

SACO DE PAPAS

- Estírese mientras ve la TV. Todavía mejor, compre una bicicleta estacionaria y pedalee durante los programas de TV
- Deje el control remoto y levántese del sofá para cambiar de canal
- Encuentre un compañero. El ejercicio puede ser más interesante si platica al mismo tiempo con un amigo
- Programe la comida 30 minutos antes de lo habitual y vaya a caminar después
- En lugar de ir por un bocadillo durante los comerciales, camine alrededor de la casa cinco veces.

VIAJERO

- Camine alrededor de la terminal mientras espera el vuelo
- Haga sentadillas, lagartijas y ejercicios de estiramiento en su cuarto de hotel
- Vaya a un hotel que tenga instalaciones para practicar ejercicio
- Levántese temprano y camine por el vecindario alrededor del hotel
- Programe una reunión de negocios en el gimnasio local

Cardiopatía coronaria

El ejercicio regular puede ayudar al corazón a bombear sangre más eficientemente, mejorar los niveles de colesterol y disminuir la presión arterial. Por lo tanto, ¿por qué no querría hacerlo?

Si está preocupado de sufrir un ataque cardiaco durante el ejercicio, recuerde que la mayoría de ataques cardiacos ocurren durante el reposo, no durante la actividad. Quienes sufrieron ataque cardiaco cuando hacían ejercicio, en su mayoría eran sedentarios o hacían ejercicio raras veces y empezaron un programa demasiado vigoroso. Reduzca el riesgo de un ataque cardiaco durante el reposo haciendo ejercicio.

Puede también minimizar el riesgo y maximizar los beneficios del ejercicio siguiendo las recomendaciones del médico. El médico puede proporcionarle una prescripción de ejercicio, delineando la intensidad y la duración. Empiece despacio. Luego haga ejercicio regularmente. Evite la competencia intensa y escuche al cuerpo. Si presenta palpita-

Molestias y dolores

Si ha sido sedentario durante un largo tiempo, es posible que tenga leves molestias después de empezar cualquier rutina de ejercicio. Tranquilícese, probablemente no se ha hecho daño. Es sólo que el cuerpo atraviesa por un nuevo reto. Ésta es la forma de manejar el dolor:

- Levántese y empiece. Los músculos necesitan actividad suave para aumentar el flujo de sangre y favorecer la curación dentro del músculo. Dé un paseo, por ejemplo, o use la bicicleta estacionaria sin resistencia.
- Seleccione acetaminofén, o tome un antiinflamatorio no esteroideo, como aspirina o ibuprofén, con alimento para minimizar las molestias en el estómago.
- Estire sus músculos después de los ejercicios iniciales. El estiramiento suave reduce las molestias en los músculos cuando empieza el ejercicio.
- Si no se siente mejor en unos días, vea al médico, especialmente si el dolor es más intenso que las molestias normales, si es en una articulación específica, como la rodilla o el tobillo, si hay inflamación, o si tiene que cambiar lo que normalmente hace para compensar el dolor.

ciones, mareo o dolor en el pecho, mandíbula o brazo, suspenda inmediatamente el ejercicio y llame al médico.

Diabetes

El ejercicio puede disminuir el azúcar en la sangre y ayudar a la insulina a funcionar mejor. Planee su actividad para adaptarla al horario de sus alimentos y a la dosis de las medicinas.

Trate de comer una colación antes de practicar ejercicio, especialmente si ha pasado más de una hora desde su último alimento. Tome una colación pequeña de carbohidratos antes o durante cualquier ejercicio ligero a moderado. Una vez que establezca un programa regular de ejercicio, el médico puede necesitar disminuir la cantidad de insulina o de medicinas que toma.

Osteoporosis

El ejercicio regular es una de las mejores cosas que puede hacer contra la osteoporosis porque aumenta el músculo y ayuda a mantener la densidad ósea. De hecho, el ejercicio con soporte de peso aumenta todavía más la densidad ósea, lo que significa que los huesos serán más fuertes. Además, fortalecer los músculos y huesos puede mejorar el equilibrio y reducir el riesgo de caídas y fracturas.

El ejercicio con carga del peso es el ejercicio que soporta el peso del cuerpo. Nadar, por ejemplo, no es un ejercicio con carga del peso.

Caminar rápidamente puede ser un ejercicio ideal para la osteoporosis porque es un ejercicio con carga del peso que puede hacer en cualquier lugar, con mínimo riesgo de lesión. Si caminar causa dolor, intente la bicicleta. Lo importante es hacer ejercicio cargando peso en los huesos y músculos al mismo tiempo que evita maniobras bruscas o actividades que pueden contribuir a una caída. Puede inclusive considerar un programa de levantamiento de pesas de moderada intensidad.

Artritis

Aunque el dolor y la rigidez de la artritis pueden hacer que quiera acostarse bajo el cobertor eléctrico, utilizar sus articulaciones durante el ejercicio regular y apropiado puede ayudar a mantener un buen rango de movimiento de las articulaciones y reducir el dolor. Los mejores tipos de actividad para la artritis parecen ser caminar, andar en bicicleta y natación o ejercicios aeróbicos en el agua.

Empiece cada sesión con calentamiento. Añada tiempo e intensidad gradualmente. No se sobrepase. Si tiene dolor severo, suspenda ese ejercicio en particular. Identifique el momento del día en que el dolor articular es menor y haga entonces el ejercicio. Evite el ejercicio de alto impacto y tome un calmante si lo necesita.

Obesidad extrema

En general, las restricciones más grandes que la obesidad extrema impone en su actividad derivan de otros problemas asociados con el exceso de peso. Aunque la obesidad hace más difícil moverse, lo cual produce falta de aire y tensión sobre músculos poco utilizados, el exceso de peso puede agravar la artritis degenerativa, hacer más difícil la recuperación de la cirugía y aumentar la susceptibilidad a la infección.

Verifique con el médico antes de empezar un programa de ejercicio. Sométase a un exploración física completa y explore las actividades que proporcionarían la forma más saludable para agregar movimiento apropiado y saludable a la vida. Recuerde empezar despacio y agregar pequeñas cantidades de ejercicio repetido. Encuentre actividades que pueda hacer, como pedalear en la bicicleta estacionaria o reclinada, caminar en el agua, o utilizar un aparato de ejercicio para los brazos.

Empiece despacio, seleccione una actividad que disfrute e incorpórela gradualmente en la vida. Tendrá una mayor probabilidad de seguir haciéndola si la actividad física es parte del estilo de vida.

La forma familiar

Si está añadiendo actividad física a la vida, felicitaciones. Obtendrá beneficios para su salud. Pero hay una forma de extender esos beneficios todavía más, y es hacer que sus hijos comprendan el valor de una vida orientada a tener una buena condición física. Los niños tienen una probabilidad seis veces mayor de ser activos cuando ambos padres hacen ejercicio. Eso significa que si hace ejercicio, los hijos probablemente lo harán también. Desarrollar una buena rutina de condición física con los hijos los ayuda a establecer un patrón del que se beneficiarán toda la vida —y lo pasarán a sus hijos— y les proporciona una forma para disfrutar la vida al mismo tiempo.

No es difícil inculcar una mentalidad de ejercicio en casa. Empiece encontrando actividades que se puedan hacer juntos. Si tiene lactantes o niños que empiezan a caminar, invierta en una carreola diseñada para trotar. Si los niños son preescolares o están en edad escolar, planee caminatas regulares a un parque cercano, ingrese a la caminata de 5 km para todas las edades con fines caritativos, o explore las rutas locales para excursionar en un día de campo. Para programas de condicionamiento más estructurados, verifique con la YMCA local o con alguna otra organización de la comunidad. Muchas ofrecen clases de ejercicio para padres e hijos y programas de acondicionamiento para jóvenes además de programas para adultos.

Es sólo temporal

A todos nos ha pasado. Ha estado asediado con trabajo, vacaciones o una enfermedad, y todas esas buenas intenciones de hacer ejercicio se esfumaron. No está solo. Más de la mitad de las personas que se involucran en programas de ejercicio supervisado lo abandona en los primeros seis meses. ¿Cómo puede evitar que esos pequeños periodos en la rutina física se conviertan en permanentes? Intente estas recomendaciones:

- No sea demasiado crítico. Vea cada lapso como una experiencia. Recuérdese a usted mismo que es un revés temporal y no una catástrofe. Es sólo una suspensión momentánea del programa.
- Sea realista. ¿Piensa que puede practicar ejercicio dos horas al día los 365 días del año? Si ésta es la meta, puede estar preparando el fracaso. En su lugar, empiece con 30 minutos de actividad 3 días a la semana y auméntela después.
- Planee continuamente. Piense en formas de incorporar periodos cortos de actividad física en el día inclusive si tiene un viaje próximo o la carga de trabajo aumenta. Planear puede prevenir la recaída.
- Hágalo una prioridad. El ejercicio es tan importante como cualquier otra cosa que haga durante el día.
- Empiece. Haga hoy algún tipo, cualquier tipo de actividad física.

Intente una lluvia de ideas con la familia. ¿Qué actividades atraen tanto a los niños como a los adultos? ¿Cómo encontrar el tiempo para salir con la familia? ¿Puede estar de acuerdo en pasar más tiempo fuera de casa? Considere estos otros consejos de actividad familiar:

- En familia, planee una actividad por lo menos tres veces por semana durante 20 a 30 minutos. Esto podría ser una sesión de basquetbol en la entrada de la casa, un juego de niños o montar en bicicleta. Si no puede bloquear 20 o 30 minutos a la vez, divida el tiempo en segmentos de 10 minutos. Pero asegúrese de que sea divertido.
- Establezca límites a la cantidad de tiempo que los niños pueden pasar frente a la TV o a la computadora — como por ejemplo 1 hora al día o 10 programas por semana.
- Incorpore más actividad en la vida diaria. Camine a la tienda o al parque en lugar de ir en automóvil. Camine a los lados en el juego de fútbol en lugar de estar sentado en las gradas.
- Haga ejercicio que disfrute y que sea variado. Recuerde que muchos juegos de niños son ejercicio, e intente unirse a su diversión.
- Planee vacaciones y salidas que impliquen actividad física: excursiones, natación, esquí o remo.
- Empiece despacio si la familia ha estado inactiva.
- Hable con los hijos respecto de la importancia del acondicionamiento.

Dar el siguiente paso

Ha decidido ir más allá de aumentos sutiles en sus actividades diarias. Quiere diseñar el ejercicio perfecto. ¿En dónde puede obtener el consejo que necesita?

Los gimnasios merecen consideración. Compare varios centros y probablemente puede identificar uno cercano en donde los entrenadores evaluarán su acondicionamiento físico y recomendarán los ejercicios más adecuados a su estilo de vida e intereses. Unirse a un club de salud puede también motivarlo, puesto que probablemente pagará una cuota.

Esto es lo que puede esperar de un club de salud:

- Acondicionamiento a su nivel. Si está iniciando un programa, busque un centro de acondicionamiento que tenga programas para principiantes. Sin embargo, las clases avanzadas y los miembros experimentados pueden ser también un incentivo mientras aprende.
- Miembros del personal certificados. Los instructores deben estar certificados por alguna institución médica y del deporte.

- Empleados amistosos. ¿Sonríen los miembros del personal y lo saludan? ¿Llegan a conocerlo — lo que le gusta y le disgusta y hábitos? ¿Ofrecen consejos y aliento regularmente? Debe esperar interés y compromiso de los miembros del personal del centro de acondicionamiento.
- Un ambiente limpio y seguro. ¿Está el equipo y el piso limpio? Están los miembros certificados para proporcionar primeros auxilios y RCP? Están continuamente estimulando y proporcionando un ambiente seguro para el ejercicio?
- Una atmósfera adecuada. No todos los clubes están llenos con cuerpos duros. Visite todo el centro. ¿Quiere visitar este centro regularmente? Los clubes más reputados le permitirán una o dos visitas gratuitas antes de unirse a ellos. Aproveche estas oportunidades.

Únicamente en casa

Los gimnasios son sólo una opción. Hacerlo en casa tiene ventajas también. No tiene que esperar para utilizar los aparatos para el ejercicio. Usted fija el tiempo de ejercicio, selecciona a los compañeros. Pero si hace ejercicio en casa, es posible que tenga que estar altamente motivado para ignorar las distracciones, como el teléfono que llama, el trabajo de la casa y las visitas que llegan. Lo bueno es que la gente que hace ejercicio en casa a menudo está más comprometido; se adhiere al programa y bajan de peso.

Antes de comprar equipo de acondicionamiento para la casa, asegúrese que ha considerado cuidadosamente su propia personalidad. Si ha hecho del ejercicio un hábito y aprecia sus beneficios, está listo para seguir adelante. Pero si sus buenas intenciones de ir al gimnasio a menudo fracasan, tiene probabilidad de que no funcionen en casa tampoco — y pronto estará vendiendo la costosa bicicleta estacionaria en su siguiente venta de garage.

Encontrar el equipo ideal para la casa significa determinar lo que más le gusta hacer. A un lado de la falta de motivación, el aburrimiento probablemente termina con más programas de ejercicios que cualquier otra cosa. Empiece el ejercicio en casa poco a poco, intente diferentes actividades. Si ha centrado su preferencia en una actividad como caminar, una banda sin fin puede ser una buena inversión.

¿Debe visitar al médico?

Verifique con el médico antes de empezar cualquier programa de ejercicio vigoroso, especialmente si ha estado inactivo. Si tiene algunos problemas adicionales de salud o tiene riesgo de enfermedad cardiovascular, tome precauciones extra antes de empezar. Es especialmente importante ver al médico si:

- Es un hombre de 40 años o más, o una mujer de 50 años o más, y no ha tenido un examen médico reciente
- Tiene diabetes, enfermedad cardiaca, pulmonar o renal
- Su presión arterial es de 160/100 mm Hg o más
- Tiene antecedentes familiares de problemas relacionados con el corazón antes de los 55 años de edad
- No está seguro de su estado de salud
- Ha presentado antes molestias en el pecho, falta de aire o mareo durante el ejercicio o actividad vigorosa

Elaborar un plan

Hay 3 tipos principales de actividad física: aeróbica, entrenamiento de fuerza y flexibilidad. Éstas se explican en las secciones que siguen. Debe usted incluir los 3 tipos en su programa.

Al planear el programa de ejercicio, considere que una sesión típica podría incluir un calentamiento de 5 minutos, 30 minutos de actividad aeróbica, y 5 a 10 minutos de enfriamiento y estiramiento. Además considere 10 a 20 minutos de ejercicios de fuerza y equilibrio varias veces a la semana.

Al principio, esto puede parecer que toma demasiado tiempo, pero véalo en esta forma: Es una de las cosas más importantes que puede hacer en el día.

No tiene que empezar haciendo todo a la vez. En su lugar, piense que una hora de ejercicio es una meta en los siguientes seis meses de aumento gradual del ejercicio.

Ejercicio aeróbico

Aeróbico significa "con oxígeno", a diferencia de anaeróbico, "sin oxígeno". El ejercicio aeróbico, como caminar y nadar, aumenta su respiración y frecuencia cardiaca. Los ejercicios anaeróbicos, como el levantamiento de pesas, trabajan grupos musculares.

Mientras practica ejercicio aeróbico, debe poder llevar al mismo tiempo una breve conversación sin estar resoplando y jadeando de más. Si está sin aire, el cuerpo no está obteniendo el oxígeno que necesita para quemar la grasa, sino que lo hace quemando azúcares. Haga suficiente ejercicio para darse cuenta que está trabajando, pero debe sentir también que podría seguir un tiempo más.

Además, la actividad aeróbica no tiene que ser prolongada, costosa o molesta. Las dosis breves de ejercicio se acumulan — y algunas personas encuentran que variando las actividades es más fácil seguir interesadas en practicar.

Recuerde: Empiece despacio. No quiera excesos de actividad. En su lugar, añada gradualmente varios minutos por semana a la actividad aeróbica. ¡Pero manténgala! La consistencia es mucho más importante que los logros temporales.

Ejercicios para acondicionamiento aeróbico

¿Cuánto y qué tan frecuente? Es mejor practicar ejercicio 30 minutos diariamente con una intensidad "moderada" a "un poco fuerte" (3 a 4 en la Escala del Esfuerzo Percibido — vea página 118). Realice una variedad de ejercicios para la parte inferior y para la parte superior del cuerpo, como caminar, nadar o saltar la cuerda. Prolongue el tiempo que pasa en el ejercicio aeróbico en incrementos de 1 a 5 minutos en un periodo de semanas o meses. Aumentar el tiempo gradualmente minimiza el riesgo de lesiones.

Caminar. La mejor forma de empezar a practicar ejercicio es simplemente caminar. No necesita equipo; no tiene que aprender técnicas. Además de los beneficios de la reducción de peso que obtiene, caminar es bueno para el corazón, pulmones y huesos.

Caminar no es sólo una forma de hacer ejercicio; es también un medio para mantener la condición física y la salud a largo plazo. Si está empezando, inicie caminando 10 minutos al día. Cada semana aumente el tiempo que camina unos 2 a 5 minutos, y siga agregando incrementos hasta que pueda caminar 45 minutos a una hora a la vez.

Eventualmente podrá caminar a un paso acelerado. Si tiene experiencia en el ejercicio, puede balancear más los brazos al caminar, para proporcionar movimiento a la parte superior del cuerpo y aumentar la intensidad aeróbica.

Trotar. Si trota unos 12 kiómetros por hora, quema el doble de calorías que cuando camina. Esto significa que puede ser más eficiente

¿Cuántas calorías?

¿Cuánta energía quema? Las cifras que se presentan abajo muestran las calorías aproximadas gastadas cada hora por personas de 68, 91 y 113 kilogramos:

Actividad	68 kg	91 kg	113 kg
Bicicleta, 9.5 km/h	240	312	384
Bicicleta, 19 km/h	410	534	660
Boliche	240	300	360
Calistenia	300	360	420
Baile	420	600	780
Trotar, 11 km/h	920	1,230	1540
Saltar la cuerda	750	1,000	1250
Correr en un lugar	660	962	1264
Correr, 16 km/h	1,280	1,664	2044
Natación, 23 m/min	275	358	441
Natación, 46 m/min	500	650	800
Tenis, singles	400	535	670
Caminar, 3 km/h	240	312	380
Caminar, 5 km/h	320	416	600
Caminar, 7 km/h	440	572	700

con el tiempo de ejercicio. Pero hay una salvedad. A pesar de los beneficios aeróbicos, trotar puede ser pesado para las articulaciones. El impacto repetido puede llevar a lesiones en los pies, tobillos, rodillas y caderas.

Si éste parece su tipo de ejercicio, empiece lentamente. Especialmente si ha estado inactivo durante un tiempo, primero camine. Una vez que pueda caminar 3 kilómetros en unos 30 minutos, está listo para alternar trotar y caminar, trotando un minuto, y caminando otro minuto, y así sucesivamente.

Para minimizar la posibilidad de molestias musculares y articulares, limite sus sesiones a tres a cuatro veces por semana en días alternos. Trote a una velocidad confortable y camine aceleradamente, manteniéndose dentro de las guías de su esfuerzo percibido y el rango de frecuencia cardiaca deseable (vea página 122).

Compre un buen par de zapatos para correr. También considere una máquina elíptica para correr, que puede proporcionar un movimiento similar a trotar sin el estrés para las articulaciones. Alterne el trote con formas más suaves de ejercicio.

Bicicleta. La bicicleta es una excelente forma de ejercicio aeróbico. Y no tiene que salir de casa todo el año. Considere una bicicleta estacionaria vertical reclinada dentro de la casa para todos los climas. Cuando el tiempo es agradable, considere salir en bicicleta como parte de las actividades del fin de semana. Seleccione diferentes rutas en el área, encuentre las rutas que proporcionan un buen panorama con el ejercicio.

Natación. El ejercicio en el agua es lo más cercano que existe para un ejercicio aeróbico sin impacto. El agua proporciona 12 veces

Cómo utilizar la escala del esfuerzo percibido

La escala del esfuerzo percibido se refiere a la cantidad total de esfuerzo físico que usted experimenta durante una actividad física, tomando en cuenta todas las sensaciones de ejercicio, estrés físico y fatiga. Cuando usa la escala, no se preocupe de ningún factor, como molestias en las piernas o respiración fatigada, sino trate de concentrarse en las sensaciones internas totales del ejercicio.

Para que la actividad tenga beneficios para la salud, necesita usted hacer un esfuerzo "moderado" a "un poco fuerte". Eso significa que necesita un 3 o 4 en la escala del esfuerzo percibido. El "0" indica un nivel mínimo de ejercicio, como sentarse cómodamente en una silla, mientras que el "10" corresponde al esfuerzo máximo, como trotar en una subida pronunciada.

Recuerde que cuando empiece con sólo un poco de actividad, se sentirá "moderadamente" a "un poco fuerte". Esta bien. Mientras más tiempo lo mantenga, más fácilmente lo hará.

0 Nada
1 Muy débil
2 Débil
3 Moderado
4 Un poco fuerte
5 Fuerte
6 Más fuerte
7 Muy fuerte
8 Más difícil
9 Muy difícil
10 Sumamente difícil

la resistencia del aire, por lo que puede hacer un buen ejercicio sin riesgo de daño articular. Si quiere hacer esta actividad individual un evento de grupo, ingrese a la clase de ejercicio aeróbico en el agua.

Baile aeróbico. Algunas personas evitan esta actividad porque se hace en grupo. Pero muchos gimnasios ofrecen clases para los que no están en forma. Estos programas son para las personas que necesitan empezar a moverse en un nivel más básico. Si está motivado por otros —y por la energía de una clase— esto podría ser una excelente forma de ejercicio aeróbico. Puede también rentar o comprar videos con ejercicios aeróbicos.

Aparato de esquí. Proporciona un excelente ejercicio global, pero puede ser un aparato difícil para empezar. Los brazos y piernas se mueven en oposición rítmica, como al caminar. Primero puede sentirse fuera de equilibrio. Necesita practicar para lograr el movimiento uniforme que se requiere en el esquí.

Aparato elíptico de entrenamiento. Proporciona un ejercicio total para la parte superior e inferior del cuerpo, este aparato aeróbico ofrece los beneficios combinados de correr, subir escaleras, bicicleta y esquí a campo traviesa en un solo aparato. Como el aparato de esquí, favorece el movimiento de los brazos y piernas en una forma elíptica y no es pesado para las articulaciones. El ejercicio es como caminar en forma natural.

Fuerza y equilibrio

Cada año, entre las edades de 30 y 70 años pierde aproximadamente 1 por ciento de la fuerza muscular, principalmente por la inactividad. Eso significa que podría ser 40 por ciento más débil a los 70 años que cuando tenía 30. El levantamiento de pesas, también llamado entrenamiento de fuerza o resistencia, puede hacer más lento este proceso. Agregar entrenamiento de fuerza a su actividad lo ayudará a continuar haciendo todas las cosas que disfruta.

Practicar ejercicio con pesas libres o en aparatos es una forma excelente de incrementar la masa muscular porque simula los movimientos que hace en la vida diaria, como cargar cajas o levantar bolsas de comestibles — y hace que estas actividades sean más fáciles. Cuando los músculos trabajan contra la gravedad, se hacen más fuertes. Los huesos se hacen más fuertes y más densos. El entrenamiento de fuerza, por lo tanto, fortalece tanto el esqueleto como

Opciones, opciones

¿Pensando cómo hacer ejercicio? Sea que quiera trabajar con la parte superior o inferior del cuerpo, tiene muchas opciones de actividad dentro y fuera de casa:

Actividades para la parte superior del cuerpo

- Interiores: lagartijas, ping-pong, amasar pan, aspirar
- Exteriores: arco, juego de la herradura, pesca, remo

Actividades para la parte inferior del cuerpo

- Interiores: basquetbol, hockey, patinaje en hielo, subir escaleras, banda sin fin, aparato de entrenamiento elíptico
- Exterior: carrera, caminata, bicicleta, excursionar, futbol soccer, patinaje, esquiar, caminar en la nieve

Combinación de actividades

- Interior: salto de cuerda, volibol, entrenamiento de fuerza o levantamiento de pesa, remo, tai chi, yoga, danza aeróbica
- Exterior: badmington, esquí a campo traviesa, futbol americano, lucha con cuerda, natación, escalar, tenis, softbol, futbol, jardinería

los músculos que lo soportan, lo que combate la debilidad relacionada con la edad y contribuye a un buen equilibrio.

De nuevo, empiece despacio. Una serie de 12 repeticiones puede ser tan eficaz como tres de cuatro repeticiones. Considere buscar un profesional certificado que le enseñe la forma correcta, ya que una técnica inadecuada es una de las principales causas de lesiones.

Ejercite los grupos musculares principales: abdominales, piernas, pecho, espalda, hombros y brazos. Asegúrese que el ejercicio es equilibrado, lo que significa que debe fortalecer los músculos en ambos lados de una articulación en igual forma. Por ejemplo, ejercite el tríceps así como el bíceps, los músculos de la corva, el cuadríceps (parte anterior del muslo), y los músculos de la espalda (dorsal ancho) así como los del pecho (pectorales).

En la enfermedad y en la salud

Todos hemos escuchado los beneficios del sistema amigo. Pero un estudio encontró que las personas que practican ejercicio con su cónyuge tienen una probabilidad dos o tres veces mayor de adherirse al programa de ejercicio.

No todos los ejercicios de fortalecimiento tienen que hacerse con pesas. Los ejercicios que usan la resistencia propia del cuerpo contra objetos a su alrededor incluyen lagartijas contra una pared, flexiones de rodillas apoyado en una silla y sentadillas.

Flexibilidad y estiramiento

Todos tenemos un umbral genético de flexibilidad. Independientemente de su nivel, sin embargo, puede mejorar y ser más flexible.

Aunque es bueno el estiramiento antes y después del ejercicio, podría no tener tiempo para hacer ambos. En su lugar, empiece el ejercicio con una versión agradable de su actividad preferida ese día. Si está caminando, por ejemplo, caliéntese 5 minutos a un paso más lento y gradualmente aumente la velocidad. Haga ejercicios de estiramiento al terminar de caminar. Esto es especialmente importante cuando los músculos están calientes, o después de que ha hecho ejercicio.

Cuando haga ejercicios de estiramiento, mantenga el estiramiento durante 10 a 30 segundos. No rebote. Concéntrese en los músculos que usa más. Si juega golf o deportes con raqueta, por ejemplo concéntrese en los músculos del hombro. Si camina o corre estire los músculos de la pantorrilla, músculos de la corva y cuadríceps. Independientemente de lo que haga mantenga el torso flexible estirando los músculos de la espalda y del pecho. Una columna saludable es crucial en cada actividad, y debe mantenerla flexible y fuerte.

Al final de cada sesión de ejercicio, asegúrese que toma tiempo para el enfriamiento durante 5 10 minutos. Para enfriarse, puede hacer más ejercicios de estiramiento, si está caminando, por ejemplo, simplemente disminuya la velocidad a un paso tranquilo.

Registrar el progreso

Considere llevar un diario del progreso, porque una de las mejores formas de cambiar un hábito es el seguimiento. La Asociación Americana del Corazón y otros grupos no lucrativos ofrecen sus propias versiones de diarios de ejercicios, pero puede hacer el suyo. Un diario de ejercicios le permitirá ver lo que ha logrado y lo ayudará a establecer metas para el futuro.

Deténgase inmediatamente

Independientemente de la rutina de ejercicio, asegúrese que escucha cualquier signo de advertencia que le indica que se detenga. Si siente opresión en el pecho o tiene demasiada falta de aire, por ejemplo, suspenda el ejercicio y busque atención inmediatamente. Otras sensaciones que se deben vigilar incluyen dolor en el pecho, dolor en los brazos o mandíbula, especialmente en el lado izquierdo, palpitaciones, o mareo o ganas de vomitar.

Después de cada sesión de ejercicio, podría registrar:

- La fecha
- La actividad (trotar, nadar, bicicleta) y si es aeróbico, entrenamiento de fuerza o flexibilidad
- La frecuencia cardiaca durante el ejercicio. Inmediatamente después de suspender el ejercicio tome su pulso 10 segundos y multiplíquelo por 6 para obtener la frecuencia cardiaca por minuto. La frecuencia cardiaca máxima es aproximadamente 220 menos la edad. La "frecuencia cardiaca deseable" (la frecuencia que debería intentar durante su régimen de ejercicio) es 50 a 70 por ciento de la frecuencia cardiaca máxima.
- La duración o la extensión de su actividad. Simplemente registre el número de vueltas, millas, kilómetros, minutos, horas o cualquier otra medición útil.
- El estado de ánimo. ¿Cómo se sintió antes y después del ejercicio? ¿Fue la primera vez que ejercitaba en una semana? ¿Cómo se sintió ese día?

Registrar el progreso hace que el ejercicio parezca una parte más consciente y comprometida de la vida. Con una crónica del avance escrita diariamente, estará más motivado para continuar. Ésa es la idea.

Una actitud nueva

Independientemente del ejercicio que realice, lo importante es empezar y luego hacerlo un hábito regular. Si quiere empezar un programa de ejercicio estructurado de una hora de duración que lo envíe fuera de casa a las 6:30 de la mañana, qué bueno. Si prefiere dividir su actividad en pequeños segmentos, puede hacerlo durante el día, y qué bueno también.

Cambios en el estilo de vida

Era yo un costal de papas de reputación internacional. Mis amigas de costa a costa —en Europa y Asia también— sabían que yo hacía todo por evitar el ejercicio, y que inclusive estaba orgullosa de ser apática.

Sin embargo, poco tiempo después de cumplir 40 años, me di cuenta que mi ropa me quedaba más apretada. Cuando me vi de cuerpo entero en el espejo después de una ducha, supe que tenía un problema.

Mi trabajo de escritorio requería que tomara una acción decisiva. No iba a bajar 9 kg con mis actividades diarias, que eran lastimosamente pocas. Por lo tanto, con el aliento de mi esposo, nos unimos a un centro de recreación universitario a menos de dos kilómetros de nuestra casa.

Empezamos a levantarnos a las 5:30 a.m. Me ponía inmediatamente ropa para ejercicio, aun cuando pasáramos la hora siguiente leyendo el periódico y tomando café. En esa forma, no tenía excusas cuando llegaba la hora de ir al gimnasio.

Mi rutina era simple. Caminaba en una pista interior diariamente. De lunes a viernes, durante 1 hora. Al principio mi paso era lento, pero al ver a otras que caminaban aprisa, aprendí a mejorar mi paso. Leí unos libros sobre caminata y descubrí que lo haría mejor caminando 1 kilómetro en 15 minutos por lo menos. Era difícil, pero lo pude hacer en un mes.

Cuando bajé los 9 kilos, seis meses después, supe que seguiría caminando el resto de mi vida. Me di cuenta de que bajar de peso era agradable, pero los beneficios para la salud eran mejores. Tenía más energía y más resistencia que nunca, y mis caderas habían adelgazado lo suficiente que podía usar la misma talla arriba y abajo — por primera vez en mi vida.

Al aprender más respecto de la actividad física, he añadido 15 minutos de levantamiento de pesas dos veces por semana. Cuando el clima es agradable, entre marzo y octubre, camino afuera, viendo las colonias vecinas.

Han pasado casi seis años desde que empezó mi programa de acondicionamiento, y es una de las mejores decisiones que he hecho. Creo que ha agregado años de salud y alegría a mi vida.

Linda
Kansas City, Missouri

Linda

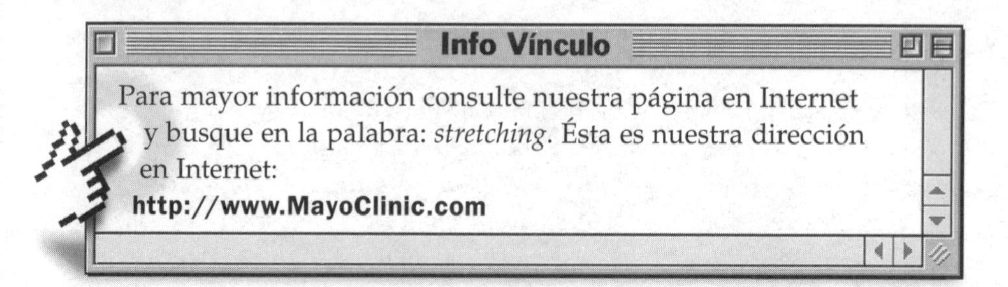

Trate de lograr una actitud que reconozca la actividad física como un ladrillo de construcción del programa de reducción de peso y como el fundamento para llevar una vida saludable. Como un fabricante de zapatos atléticos bien conocido lo dice, "sólo hágalo". Nada puede ser más apto cuando se refiere al enfoque ideal de la actividad física.

Capítulo 9

Cambiar actitudes y acciones

Mensajes para llevar a casa

- **Cambiar su comportamiento requiere un firme compromiso**
- **La privación a corto plazo no funciona**
- **Los cambios en el estilo de vida a largo plazo sí funcionan**
- **Mantenga un diario de alimentos**
- **Identifique lo que lo induce a comer**
- **Planee cuidadosamente**
- **Obtenga el apoyo que necesita**

¿Por qué come en la forma en que lo hace? ¿Por qué come más de lo que necesita? ¿Se sorprende llevando alimento a la boca cuando no tiene hambre? Bien, usted aprendió ese comportamiento. Lo bueno es que puede olvidarlo.

La única fórmula comprobada para lograr y mantener un peso saludable —comer menos y moverse más— se oye fácil. Pero todo el que tiene sobrepeso y ha intentado seguir la fórmula sabe que es más desafiante de lo que parece. ¿Qué se interpone en el camino?

Muchas cosas, entre ellas hábitos, emociones, necesidades, pensamientos condicionados y falta de percepción. En esto es en lo que debe concentrarse, no sólo en lo que come y cuánto come, si quiere hacer cambios duraderos. El comportamiento para comer y el peso no están aislados del resto de la vida. Forman parte de lo que es usted. Por lo tanto, tiene que manejar todos los aspectos del estilo de vida para hacer cambios permanentes.

Cambiar el estilo de vida es más que seleccionar alimentos diferentes y tener más actividad durante el día. Implica también cambiar el enfoque de la comida y de la actividad, lo que significa cambiar la forma de pensar, sentir y actuar. ¿Parece difícil? Lo es. Se requiere concentración, enfoque y esfuerzo. Se requiere un compromiso firme. Por eso es tan desafiante alcanzar y mantener un peso saludable. Pero tenga fe. La investigación ha demostrado que diversos instrumentos son eficaces para ayudarlo a cambiar, y vamos a mostrarle lo que son estos instrumentos y la forma de utilizarlos.

Primero, piense en todo esto

Éste es un escenario típico: Se sube a la báscula una mañana y se consterna por el peso, o se pone unos pantalones que no ha usado un tiempo, y no cierran. La primera reacción es de pánico. "Caray", piensa, "He subido más de peso". El pánico se acompaña frecuentemente de una autoevaluación negativa: "Soy un globo". "No tengo fuerza de voluntad". "Nunca voy a bajar de peso".

El pánico y los pensamientos negativos van seguidos por una de dos reacciones. Una es de desesperación. Va usted a la cocina, toma una cuchara extra grande, y se sirve un litro de helado. "Qué importa", "Estoy destinado a ser gordo".

La otra reacción es una feroz determinación. Se dice que ya fue suficiente. Va a vivir de agua y zanahorias y caminar 16 kilómetros al día hasta que el peso sea el que tenía cuando estaba en la universidad, caramba.

Desafortunadamente, ambas reacciones son igualmente derrotistas. Ninguna tendrá como resultado algún cambio útil que lo lleve a un peso saludable que pueda mantener. Ambas lo dejarán irritado. Así que, ¿qué hacer?

Si va en serio respecto de lograr un peso saludable, no puede cortar drásticamente su consumo de alimentos, aumentar su ejercicio y esperar lo mejor. Necesita abordar el bajar de peso como lo haría para un logro significativo y a largo plazo. Necesita ver los obstáculos que enfrenta y encontrar la manera de esquivarlos. Tiene que establecer metas y pensar la forma de alcanzarlas. Tiene que determinar la ayuda que necesita y de quién, y pensar la forma de obtenerla. En otras palabras, necesita un plan.

Cuando la gente empieza un programa de reducción de peso, frecuentemente no piensa en el trabajo y los cambios en el estilo de vida a largo plazo. Esta falta de planeación lleva al abandono.

Desafortunadamente, el abandono lleva a más actitudes derrotistas y a una autoconversación negativa que fortalece la creencia de que no puede bajar de peso. Y esa reacción a menudo lo envía —adivinó— al refrigerador o a la pastelería para reconfortarse. Por supuesto, se da cuenta al terminar un bocadillo enorme, que es lo peor que pudo hacer.

Antes de lanzarse al profundo estanque de la dieta, formúlese estas preguntas: ¿Cuál es mi motivación? ¿Cuál es mi nivel de estrés? ¿Cómo va mi vida en general? Veamos cada pregunta con más detenimiento.

Motivación

¿Por qué quiere bajar de peso? Intente esto: Haga una lista de todos los beneficios de la reducción de peso, como tener más energía, mejorar la salud, usar ropa que le queda mejor, sentirse mejor con usted mismo. Escriba todo lo que piense.

Ahora escriba todos los obstáculos, como tener que llevar un registro de lo que come, encontrar tiempo para hacer ejercicio, cubrir el hambre o los sentimientos que ha experimentado en intentos pasados por bajar de peso. Considere todo. Por ejemplo, ¿Tener sobrepeso lo hace sentirse seguro en alguna forma? ¿Le proporciona excusas para no hacer cosas que teme, como conseguir un mejor trabajo o perseguir un sueño? Escriba todo lo que llegue a la mente, sin importar lo trivial, exagerado o tonto que pueda parecer.

Ahora vea cuál lista es más larga. Puede aumentar su motivación para bajar de peso estando seguro de que lo positivo supera a lo negativo. Este proceso, diseñado para dejar de fumar o beber, requiere que se concentre en los beneficios y busque soluciones para los obstáculos. También funciona para bajar de peso.

Por ejemplo: ¿No tiene tiempo para hacer ejercicio? Haga una lluvia de ideas para encontrar algunas soluciones. Tal vez pueda levantarse 20 minutos antes para caminar 15 minutos antes del desayuno. Camine otros 15 minutos antes de la comida y ya tiene 30 minutos de actividad en el día. O puede ser que utilice la hora del almuerzo para tener alguna actividad física. (No gima por el pensamiento de agregar una cosa más al sobrecargado día. Piense lo mejor que se va a sentir. Si su día es demasiado ocupado, piense lo que puede eliminar para hacer espacio para el ejercicio).

Tal vez un obstáculo es que compra dulces para sus hijos, y termina comiéndolos. (Asegúrese de ser honesto consigo mismo. ¿Para quién está realmente comprando los dulces?). Tal vez podría convencer a sus hijos de comer más saludablemente para que pueda reemplazar los dulces con frutas y otras opciones saludables. O podría comprar dulces que no le gustan. O hacer que alguien de la familia los guarde lejos de la vista. Cualquier cosa que haga, recuerde que para cada problema hay una solución.

Otra forma de aumentar su motivación es acumular autoconfianza. Si ha fracasado en alcanzar las metas durante intentos previos para bajar de peso, es probable que se esté preguntando cuál es lo diferente esta vez. Concéntrese en lo que funcionó en el pasado. Digamos que bajó 4.5 kilogramos. ¿Qué lo ayudó a lograrlo? ¿Siguió un programa en particular? ¿Disminuyó el consumo de grasa? ¿Caminó regularmente con un amigo?

Incorpore estos elementos comprobados en el intento. Es importante ver los éxitos previos y construir sobre ellos. Después de todo, inclusive si volvió a recuperar el peso, tuvo éxito para bajar en primer lugar. Concédase algún crédito y siga de ahí en adelante.

Nivel de estrés

Si se ha quedado sin trabajo, si está en medio de un divorcio o cuida a un pariente enfermo, puede no ser el mejor tiempo para tratar de hacer cambios mayores. La vida de todos es estresante, pero todos sabemos que el estrés sube y baja. Algunas veces es más difícil que otras. Si está enfrentando algunos de los desafíos mayores de la vida, podría ser mejor posponer (note que decimos posponer, no cancelar) el inicio de la reducción de peso hasta que las cosas mejoren un poco. Lograr un peso saludable requiere concentración y energía. Puede no tenerla ahora, y está bien.

La vida en general

De nuevo, si la vida parece que no funciona bien, puede no ser el tiempo para intentar bajar de peso. No trate de engañarse pensando que puede esperar hasta que todo esté en calma, porque la vida nunca está en calma, pero espere hasta que las cosas sean nuevamente normales. Sin embargo, podría usar este tiempo para planear el enfoque de reducción de peso.

Otra salvedad: una vez que se ha embarcado en el esfuerzo por bajar de peso, no use las altas y bajas de la vida como una excusa para dejarlo. Si llega lo inesperado en el trabajo o en la casa (y créalo que va a pasar), tome algún descanso si lo necesita, pero siga con el programa. Por ejemplo, podría determinar mantener el peso actual pero no tratar de bajar más de peso hasta que pase la crisis. Cualquier cosa que haga, mantenga la motivación y tenga en mente lo que está funcionando.

Conózcase usted mismo

Para que funcione el plan necesita comprender lo que lo hace avanzar, particularmente respecto de los hábitos de alimentación. Una de las mejores formas de hacer eso es llevar un diario. A diferencia del registro de alimentos descrito en el capítulo 7 (vea página 90), el propósito de este diario es mostrarle no sólo lo que come, sino cuándo y por qué lo come.

Sí, llevar un diario requiere esfuerzo. Pero los estudios muestran que es uno de los instrumentos de éxito utilizados por las personas que logran y mantienen un peso saludable. Es tan eficaz, de hecho, que varios estudios han mostrado que simplemente llevar un diario hace que algunas personas disminuyan el consumo de alimentos, probablemente aumentando su conciencia del comportamiento de alimentación.

Tal vez más importante, sin embargo, es que llevar un diario puede mostrar lo que precipita el que coma, y por qué come cuando no tiene hambre.

Lleve un diario

Así es como funciona. Lleve una pequeña libreta de notas. Cada vez que pone algo en la boca, escriba lo que comió. Si quiere combinar el diario con su registro de alimentos, registre el tamaño de la ración en gramos, tazas, cucharadas y así sucesivamente. No tiene que pesar y medir todo lo que come y bebe. Simplemente ponga atención y haga un estimado del tamaño de las raciones (vea página C5).

Eso no es todo. Escriba la fecha (día y mes) y la hora, en donde comió (en el automóvil, en el escritorio), cómo se sentía (aburrido, ansioso, culpable, apresurado), con quién estaba y qué tan rápido comió (lenta, moderada o rápidamente). También escriba —y esto es muy importante— qué precipitó que comiera. ¿Le ofreció alguien alguna cosa? ¿Tenía hambre? ¿Estaba disgustado? ¿Pasó por una pastelería? Enseguida piense qué tanta hambre tenía. Sea honesto. Esta dona podría haber tenido un sabor fabuloso, pero ¿la necesitaba el estómago (hambre verdadera) o sólo la boca (hambre de la boca)?

Deje espacio para las nueve categorías en el diario:

- Fecha
- Hora
- Lugar
- Sentimientos
- Factores precipitantes
- Con quién
- Qué comió (incluyendo el tamaño de la ración y el número de raciones)
- Hambre
- Velocidad de la comida

Durante unos cuantos días por lo menos, intente que lo que registra no altere los patrones de alimentación. Después de unos días podrá ser capaz de identificar estos patrones. Puede ser que cada vez que se enoja busque algunas galletas. Tal vez no puede resistir la vista o el olor del alimento tentador, independientemente de qué tan recientemente haya comido. O tal vez tiene temor de herir los sentimientos de los demás, por lo que siempre que alguien le ofrece alimento lo toma aunque no lo quiera. Cualquiera que sean los patrones, una vez que está consciente de ellos, puede trabajar para cambiarlos.

Cómo cambiar

Tendemos a estar a gusto con nuestros hábitos y patrones de comportamiento. Eso significa que todos nos resistimos al cambio.

Piense cómo reaccionaron las personas en el trabajo o en alguna organización a la que pertenece la última vez que alguien trató de instituir un cambio. Inclusive si el cambio era para mejorar, las personas probablemente refunfuñen también.

Algunos se resistieron abiertamente, sin duda. Puede ser que algunos se hayan ido en lugar de hacer los ajustes necesarios.

El cambio es difícil, pero no imposible. Todos subestimamos nuestra capacidad para cambiar. Tome un pequeño ejemplo: La mayoría de las personas ha cambiado de leche entera a leche descremada. Puede ser que disminuyeran gradualmente de entera a 2 por ciento, a 1 por ciento, a descremada. O puede ser que hayan pasado directamente de la leche entera a descremada. De cualquier manera, hicieron lo que pensaban era un cambio imposible, y ahora que están acostumbrados a la leche descremada, la leche entera sabe demasiado espesa y enriquecida.

Ahora tome un momento para pensar en algunos de los grandes cambios que ha tenido en la vida —el matrimonio, cambios de residencia, empezar un nuevo trabajo, lo que sea— y cómo se ha ajustado a ellos. Ha podido hacerlo. Concéntrese en las fuerzas en que confió, porque van a ser útiles ahora.

Use el diario de alimentos para saber lo que tiene que cambiar. Antes de hablar respecto de cambios específicos, aprenda esto de memoria. Repítalo como una consigna o escríbalo y póngalo en donde lo pueda ver durante el día: La primera regla del cambio es hacerlo despacio. Está tratando de desarrollar un nuevo estilo de vida. No se trata de una carrera y no puede suceder en una noche.

No use los números de la báscula como la medida del éxito. Si no puede controlar la báscula, puede controlar lo que come y el nivel de actividad. Por lo tanto, concéntrese en esas acciones como la meta. Día a día. Mantenga la motivación elevada y concéntrese en sentirse más saludable y en tener más energía.

Otra idea que necesita grabar en el cerebro antes de empezar: Va a tener reveses. Son inevitables, y está bien. Habrá días en que coma más o se mueva menos de lo que suponía. Lo importante es no usarlos como excusa para rendirse. Tenga un plan para estas ocasiones. ¿No pudo caminar hoy porque no tuvo tiempo hacía mal tiempo? No se desanime. Agregue 5 minutos al día a sus caminatas hasta que haya recuperado el tiempo.

¿Comió una rebanada de pizza que no había planeado? ¿Y qué? Piense en lo que precipitó la comida inesperada y trate de aprender de ello, luego disminuya un poco las calorías durante un tiempo para compensar la diferencia. Deje que se equilibre en una semana. Mantenga en mente que las personas delgadas no comen la misma cantidad de alimento todos los días. Mantienen un equilibrio a través del tiempo.

Anticipe una recaída. Planee la forma de recuperarse de un episodio de exceso en la comida. Reconozca que no es perfecto.

Factores precipitantes

Es hora de enfrentar los hábitos que necesita cambiar. Estudió el diario para ver qué está mal. Un buen lugar para empezar es observar las señales, lo que precipita que coma (vea página 41). Si el diario muestra que come sobre todo por hambre, entonces tiene una fuerza para trabajar en ella. Pero si ve que come siempre que está feliz, triste, frustrado o disgustado, siempre que pasa por una pastelería o una máquina automática, o cuando alguien le ofrece alimento, necesita trabajar para controlar el estímulo.

Ciertas situaciones o lugares pueden estar relacionados con la comida en la mente, por lo que cuando se encuentra en esas situaciones o lugares, automáticamente come. Por ejemplo, si siempre se encuentra mordisqueando una bolsa de papas fritas cuando ve las noticias en la noche, entonces ver las noticias se relaciona con comer papas fritas.

¿Qué hacer entonces? Tiene que romper la relación entre lo que precipita que coma y la reacción. De acuerdo con los factores precipitantes, puede controlar el estímulo a través de diversas estrategias.

El Zen de la comida. Coma siempre concentradamente. Preste atención a lo que pone en la boca, y esté consciente de cada bocado. Para llevar a cabo una comida concentrada, no puede estar haciendo nada más al mismo tiempo. No lea. No vea TV. Sólo coma. Saboree el alimento. Realmente saboréelo, huélalo y sienta su textura. Recuerde, se supone que comer le da placer, no sólo energía para el cuerpo.

Si ha ingerido alguna vez la mayor parte de un litro de helado sin darse cuenta que lo estaba comiendo, sabe qué es comer sin darse cuenta. No hay nada placentero, y se siente avergonzado (por no decir cerdo) después. Comer con conciencia de la comida requiere alguna práctica, pero vale la pena el esfuerzo. No sólo disfrutará más su alimento, sino que estará satisfecho con menos.

El tiempo es la esencia. Si el diario de alimentos muestra que come muchas veces al día, tener un horario podría darle una sensación de control. No tienen que ser los tres alimentos tradicionales. Haga un horario conveniente, uno que le permita comer cuando tenga hambre. Puede tener cierta flexibilidad en el tiempo, como el desayuno entre las 7 y las 7:30 a.m., en lugar de tiempos estáticos.

Podría darse cuenta que comer tres alimentos y dos colaciones funciona. O tal vez seis minialimentos es más conveniente para el estilo de vida. Lo importante es establecer un horario y seguirlo. (Pero no esté más de 4 o 5 horas sin comer o podría volverse voraz). Si se encuentra anhelando algo 20 minutos antes de la hora de la colación, vea si puede esperar. Podría inclusive no tener hambre a la hora de la colación. Si no puede esperar, por lo menos coma un bocadillo saludable para empezar el alimento.

Planear, planear, planear. Por lo menos con un día de anticipación planee lo que comerá el día siguiente. Lo que come depende de cuántas calorías ha decidido que necesita para bajar de peso en el programa de alimentación que está siguiendo. Pero planear con anticipación y tener los ingredientes a la mano ayuda a alejarlo de una rebanada de pizza que quedó cuando llega a casa con hambre a la hora de la comida.

En el mismo contexto, llevar el almuerzo, algunos bocadillos o inclusive el desayuno al trabajo le ahorra confiar en la comida rápida o lo que se consigue en las máquinas automáticas, y hacer selecciones compulsivas de alimentos. Puede parecer tardado, pero una vez que adquiere el hábito de llevar la bolsa de comida, puede inclusive encontrar que le ahorra tiempo porque no tiene que salir a buscar alimento durante el día.

Por supuesto, los mejores planes pueden descarriarse. Una buena regla de preparación es tener siempre algo saludable para mordisquear, como palomitas bajas en grasa, verduras o fruta en rebanadas. En esa forma, si un plazo inesperado lo mantiene trabajando durante la hora del almuerzo, o si está en un avión a la hora de la comida (olvide la bolsita de cacahuates), siempre tendrá algo saludable para comer en una urgencia.

Encuentre el lugar. Cuando coma en casa, seleccione un lugar para esa actividad, de preferencia en el comedor. Arregle la mesa, inclusive si come solo. Hágalo lo más agradable posible. Y recuerde prestar atención al alimento y no hacer nada más mientras come. Al comer en un lugar, empieza a asociar ese lugar y sólo ese lugar a la comida. Si nunca come en el sofá reclinable mientras ve TV, no tiene la misma probabilidad de sentir un anhelo súbito por pay de cerezas cuando se sienta en el sofá reclinable o enciende la televisión. Así de sencillo. Y así de difícil. Tiene que romper los nudos que lo atan.

No a la chatarra. Podría engañarse a sí mismo creyendo que la bolsa de cacahuates cubiertos con chocolate que puso en el carrito del supermercado es para los niños, pero una vez en casa, ¿puede usted resistir? Hágase a usted y a los niños un favor. No lleve alimento a la casa que no contribuye a la salud de nadie.

Eso no significa que tenga que dejar los dulces. Muchos alimentos pueden satisfacer el deseo de dulce y proporcionar los nutrientes necesarios. Si tiene tiempo, vea las recetas en los libros de cocina que destacan los alimentos bajos en grasa y saludables. El Libro de Recetas de la Clínica Mayo/ Williams-Sonoma es un buen lugar para empezar, y la librería local tiene muchos otros. O compre en tiendas que ofrecen alternativas nutritivas a los convencionales ricos en grasa, bajos en fibra, preparaciones azucaradas que llenan los anaqueles del supermercado. Tenga cuidado, sin embargo, de los artículos bajos en grasa cocinados y de otros productos bajos en grasa. A menudo tienen tantas o más calorías y más azúcar que su contraparte ricos en grasa.

Recuerde que al practicar los nuevos hábitos de alimentación, los gustos cambiarán. Adquirió el gusto por la costilla de carne, pero créalo o no, puede olvidarlo. Los alimentos que una vez parecían soñados, eventualmente pueden saber demasiado dulces o grasosos. Al mismo tiempo, puede descubrir que un vaso lleno de bayas de la estación con un poco de crema agria sin grasa y una pizca de canela es su nueva idea del cielo en la tierra.

Haga las compras con una lista. Eso impedirá que sin pensar ponga esa bolsa de papas fritas en el carro del supermercado. También tiene que ver con la planeación anticipada. Asimismo, no compre cuando tenga hambre, porque estará tentado a tomar cualquier cosa que parece aún vagamente apetitosa. Y mientras esté ahí, lea las etiquetas. No suponga que algo es bueno porque es bajo en grasa. Verifique el contenido de azúcar, las calorías y el sodio. Si tiene más sustancias químicas que alimento real, ¿lo quiere realmente en el cuerpo?

Lo que no se ve, no se siente. Guarde alimentos tentadores en donde no pueda verlos, especialmente si el diario revela que come por sugerencias visuales. Colóquelo atrás de la alacena o del refrigerador, en donde no lo vea cada vez que abre la puerta.

Déjelo, no lo ame. Independientemente de lo que sus padres le dijeron cuando estaba creciendo, no tiene que terminar todo el alimento que está en el plato. Inclusive si se sirvió lo que consideró una ración razonable, ¿cómo sabe antes de empezar a comer cuánto alimento necesita para satisfacer su hambre? Y si alguien le sirvió, ¿cómo podía saber esa persona la cantidad de alimento que necesita? Coma lentamente, saboree cada bocado, y deténgase cuando esté agradablemente satisfecho pero no muy lleno.

Si pertenece al club del plato limpio, empiece dejando un trocito de alimento en cada comida sólo para indicar al cerebro que está bien. Al hacerse más adepto a identificar cuando tiene hambre y cuando está satisfecho, en primer lugar será más fácil tomar menos alimento, y dejar el alimento que no quiere. Recuerde que comer hasta el punto de sentirse muy lleno es como precipitar los sentimientos antiguos de culpa y los pensamientos negativos respecto de estar fuera de control.

Estrictamente por hambre. Comer conforta, por eso muchas personas van por alimento cuando en realidad quieren otra cosa. El alimento puede proyectarse ampliamente cuando está cansado o tiene sed, cuando está solo o triste, cuando está enfadado o frustrado. Desafortunadamente, comer no puede satisfacer otras necesidades diferentes al hambre, y comer por cualquier otra razón casi seguramente lo hará comer más calorías que las que necesita.

Si ha estado ignorando las señales de hambre durante un tiempo y comiendo por otras razones, puede necesitar descubrir cómo siente el hambre. No coma durante algunas horas para ver qué siente. Si lo que siente no es hambre, no trate de confortarse con alimento. Si está cansado, descanse o medite. Si tiene sed, tome un vaso con agua. Si tiene ansiedad, haga algunas respiraciones profundas, tome un baño caliente o salga a caminar. No siga haciendo que la comida sea la respuesta para todo. Si no está seguro que tiene hambre, espere 15 a 30 minutos y vea como se siente. Aquí está una clave. Si no puede decidir qué quiere comer, es probable que no tenga hambre.

Reúna las tropas. Una cosa que el diario de alimentos no revela es cuánta ayuda puede proporcionar el apoyo al pasar por el proceso de hacer los cambios necesarios para alcanzar el peso saludable. Tenga cuidado a quien pone en la lista. Todos tenemos nuestras propias agendas, y no siempre son conscientes. Por lo tanto, no todos en el círculo de amigos y seres queridos estarán felices de que esté bajando de peso. Seleccione a una persona que quiera sólo lo mejor para usted y lo anime.

La persona ideal de apoyo podría ser un socio en sus esfuerzos por bajar de peso, alguien que está tratando de bajar de peso. O podría ser el cónyuge, compañero o amigo. Algunas personas están mejor con apoyo profesional, como un dietista o un consejero personal. Otros como el grupo de apoyo que obtienen de organizaciones como *Weight Watchers* o Comedores Compulsivos Anónimos (*Overeaters Anonymous*).

Luego están las personas que les gusta trabajar solas y no quieren pedir la ayuda de nadie. Haga cualquier cosa que funcione, pero tenga en mente que diferentes enfoques se adaptan a diferentes necesidades.

Considere modificar el comportamiento. Esto implica examinar los factores que llevan a obesidad (si es comer en exceso o falta de actividad física), y enseguida aliviar o modificar estos factores. Los diversos componentes del tratamiento de los programas de modificación del comportamiento incluyen automonitorización (registrar los comportamientos), control de estímulos (restringir las condiciones externas), manejo de contingencias (recompensar los comportamientos apropiados), cambio del comportamiento directamente (cambiar la forma en que actúa) y la modificación del comportamiento cognoscitivo (cambiar la forma de pensar).

¿Cómo se aplica esto a usted? Una clave importante para la automonitorización, por ejemplo, es registrar todo lo que come. Las personas que llevan registros de alimentos tienen más éxito para bajar de peso inicialmente y mantenerlo a largo plazo. Un programa de tratamiento del comportamiento bien establecido llamado LEARN —un acrónimo de estilo de vida, ejercicio, actitudes, relaciones y nutrición— puede ayudar a poner esto en práctica. Puede encontrar más al respecto en las páginas 138-139 y en *www.learneducation.com.*

Despéguese

Si está siguiendo las sugerencias pero todavía se encuentra detenido en los viejos patrones, necesita pensar qué es lo que lo mantiene inmóvil. Trabajamos para conservar las cosas igual. Si altera el equilibrio que creó, como al bajar de peso, entonces el equilibrio tiende a regresar a lo habitual. Lo cual significa que eventualmente recuperará el peso y regresará a los hábitos que hicieron que tuviera sobrepeso en primer lugar. El truco es alterar el equilibro en tal forma que cree un nuevo equilibrio.

La forma de hacerlo, de acuerdo con una teoría desarrollada en la Universidad de Harvard, es desafiar sus propias presunciones. Ésas son las cosas que piensa que son verdad pero que realmente son sólo suposiciones suyas. Su perspectiva no es la verdad. Si supone que el mundo es plano, nunca se aventurará muy lejos por temor de caerse.

Digamos, por ejemplo, que se dice a usted mismo que está destinado a tener sobrepeso porque nació en una familia con sobrepeso.

O que nunca será un atleta, por lo que posiblemente no podría mantener un programa de ejercicio. Ésas son suposiciones, no verdades, tiene que reconocer las suposiciones y examinarlas. Ésta es la forma:

- Primero, identifique una de sus grandes suposiciones
- Pase algún tiempo pensando en la forma en que las suposiciones le sirven. ¿Qué pasa, o qué no pasa cuando acepta las suposiciones como el evangelio? ¿Qué pasa cuando acepta que son meramente suposiciones?
- Esté alerta a todo lo que pudiera alterar las grandes suposiciones. Si piensa que no puede bajar de peso, y baja 4.5 kg, ¿cómo afecta eso a su "verdad"?
- Examine la suposición. ¿Cuánto tiempo la ha tenido? ¿De dónde vino?
- Pruebe la suposición en formas seguras.

Eso significa que necesita hacer cambios lentamente. Avance a pequeños pasos. Escúchese al avanzar. ¿Cuáles son los pensamientos y sentimientos al descubrir que la suposición no es la verdad? ¿Se siente aliviado? ¿Temeroso? No ignore los sentimientos. Hable de ellos con un amigo o un consejero. Escriba acerca de ellos en un diario. Hay beneficios maravillosos si se alcanza y se mantiene un peso saludable. También hay desventajas potenciales.

Las desventajas pueden ser grandes o pequeñas. Una desventaja grande podría ser que el sobrepeso lo hace sentirse seguro protegiéndolo de una atención sexual no deseada. O puede ser que se esconda detrás del sobrepeso por otras razones. Si es así, considere hablar con un consejero que se especialice en aspectos psicológicos relacionados con el peso. Recuerde, cada problema tiene una solución.

La privación es un no-no

En el capítulo 6 aprendió acerca de la alimentación saludable. El capítulo 7 mostró cómo puede desarrollar un plan de alimentación y el capítulo 8 le dijo cómo incorporar la actividad en su vida diaria. Al intentar cosas diferentes, debe descubrir formas nuevas, saludables y agradables de comer y encontrar actividades que disfruta.

Obtener placer del nuevo estilo de vida no es sólo un bono placentero. Es vital para el éxito. Si está rechinando los dientes y tolerando los cambios que ha hecho, es probable que no vaya a durar. Si piensa que está en una dieta, entonces eventualmente la dejará y terminará en donde empezó.

Para alcanzar el peso saludable y mantenerlo tiene que ver los cambios que está haciendo como positivos. Una experiencia negativa es algo por lo que se debe pasar tan rápidamente como sea posible. La privación no es diversión. Por eso es tan importante tomar en cuenta las necesidades y no tratar de seguir un plan inflexible que sirve para todos.

Digamos que le encanta el helado con mermelada caliente. Ahora que está cambiando los hábitos de alimentación, se dice que no puede comer ninguno. Un día tiene el deseo de uno. Como es su deber, mordisquea barras de zanahoria para sofocar el deseo, pero no ayuda. Entonces empieza a buscar otros sustitutos. Intenta yogur sin grasa, luego pasa al helado bajo en grasa con jarabe de chocolate y consigue una bolsa de chocolates. Se ha involucrado en todo un exceso. Es probable que se esté sintiendo lleno y culpable, y lo peor de todo es que todavía quiere un helado con mermelada caliente.

O es posible que la privación no lo lleve al exceso. Puede ser que sólo lo lleve al resentimiento. Eventualmente se encontrará viviendo para el día en que pueda disfrutar del postre favorito de nuevo. ¿Cuándo será eso? Cuando deje la dieta, pos supuesto. Libreto equivocado.

Qué pasaría si en lugar de hacer que ciertos alimentos estén prohibidos, se permite tomarlos ocasionalmente, incluyéndolos en el consumo total? ¿Qué pasa si en esas ocasiones compra el mejor helado con mermelada caliente, lo disfruta lenta y conscientemente lo más posible y se detiene cuando el deseo está satisfecho? Podría encontrar que saboreando el postre favorito, poniendo atención a cada cucharada, sólo necesita unos cuantos bocados.

¿Suena imposible? Inténtelo. En el *Programa LEARN para el control del peso*, un programa de comportamiento para que los médicos usen en sus pacientes que quieren alcanzar un peso saludable, los autores, el doctor Kelly Brownell y el doctor Thomas Wadden, escriben acerca de una mujer llamada Ginny, que descubrió que podía tener el helado y comerlo.

A Ginny le encantaba el helado y comía un tazón todas las noches. Se le dijo que contara los bocados y notara el placer de cada uno. Ginny encontró que en promedio eran 16 bocados. Los primeros cuatro fueron deliciosos, puso poca atención a los 10 de enmedio, y re-enfocó la atención en los finales. Gracias al nuevo estado de conciencia, Ginny descubrió que podía dejar de comer los 10 bocados de enmedio. Notable. Simplemente poniendo atención, pudo disminuir más de la mitad de la grasa y calorías y aumentar el placer.

Acentúe lo positivo

En lugar de concentrarse en lo que no puede comer, concéntrese en lo que sí puede. Fíjese en los nuevos sabores que puede descubrir que incrementarán la salud. Si, por ejemplo, nunca ha consumido mucha fruta, experimente agregando diferentes frutas a los menús. Agregue moras al cereal en la mañana (intente congeladas o desecadas si no hay frescas). ¿Qué tal un poco de mango o rebanadas de durazno en pan tostado de trigo integral con mantequilla de cacahuate y miel? Ponga algunas rebanadas de mandarina y pasas en la ensalada.

Consulte libros de cocina y las revistas dedicadas a la cocina saludable. ¿No tiene tiempo para cocinar? Eso no es excusa. Las recetas de ahora están a menudo diseñadas para una preparación rápida y fácil. Muchos libros de cocina inclusive señalan el tiempo que se necesita. Al experimentar con nuevos alimentos y nuevas combinaciones, no sólo encontrará nuevos sabores que disfrutará, aumentando el placer de comer, sino que incrementará la variedad de alimentos nutritivos en el plan de alimentación. Y la variedad es muy importante para obtener una nutrición adecuada y combatir el aburrimiento de las papilas gustativas.

De nuevo, tenga en mente que los sabores se adquieren. Eventualmente las papilas gustativas se ajustarán al nuevo estilo de comer. Le gustarán alimentos que nunca pensó que le gustarían, y puede encontrar algunos de sus viejos favoritos menos atractivos.

Preste atención, también, a cómo lo hacen sentir los alimentos. Comer alimentos nutritivos debe darle más energía, no empantanarlo. Si come un dulce a media tarde, vea como baja la energía después de un tiempo. ¿Qué pasa después de que come algunas frutas y yogur o verduras y salsa? ¿Siente la diferencia? Podría inclusive adquirir el hábito de preguntarse esto: "¿Contribuirá lo que estoy a punto de poner en mi boca a mi salud o simplemente agregará calorías?" Si sólo son calorías, entonces ¿por qué comerlo? A menos que sea algo que le gusta mucho, omítalo. Si de veras lo quiere, entonces tome sólo un poco. Su cuerpo se lo agradecerá.

El tiempo está a su favor

Si se sube a la báscula todas las mañanas y juzga ansiosamente el éxito por la forma en que se mueve la aguja, se prepara para el fracaso. En primer lugar —y no podemos enfatizar esto lo suficiente— el cambio toma tiempo. En segundo lugar, si se concentra únicamente en los kilos que baja, se está perdiendo de todas las cosas maravillosas que el nuevo estilo de vida está haciendo por usted, incluyendo beneficios para la salud por la reducción de peso y el aumento de la actividad, tener más energía y sentirse mejor con usted mismo.

Por ejemplo, considere la actividad física. Obtiene mucho más de estar activo, que simplemente quemar calorías. Porque, una vez que el cuerpo se acostumbra, el moverse hace sentirse bien. El cuerpo fue diseñado para moverse, no para estar sentado todo el día. Ser un saco de papas lo drena hasta que lo hace sentir, bueno, medio cocinado.

Si se mueve, también se siente bien porque sabe que está haciendo algo positivo. La actividad física contrarresta la depresión y alivia el estrés. Puede ayudarlo a dormir mejor. Y los estudios muestran que la mayoría de las personas que alcanzan y mantienen un peso saludable lo hace a través de una combinación de modificar sus hábitos alimentarios y añadir actividad al día.

Para moverse, tiene que escoger actividades que disfruta, como caminar, bicicleta, nadar, bailar, excursionar en los bosques. ¿Odia el ejercicio? Cree entonces oportunidades para involucrarse en actividades del estilo de vida, como cortar el césped, subir las escaleras en lugar del elevador, trabajar en el jardín. Las opciones son interminables. Encuentre un compañero. Escuche música. Haga cualquier cosa que lo mueva.

Si ha sido sedentario, fije metas pequeñas alcanzables. Aquí están algunas ideas para mantenerse motivado:

- Lleve un diario del progreso, registrando todo el tiempo empleado y la distancia cubierta.
- Haga un contrato con usted mismo y póngalo por escrito. Guárdelo en donde pueda verlo.
- Encuentre un entrenador. Si no puede pagar un entrenador personal, pida a un amigo que haga ejercicio con usted o que monitorice el progreso y lo aliente.
- Recompénsese con algo que le guste cada vez que alcance una meta.
- Fije un tiempo regular para la actividad física para que se convierta en hábito.

- Medite mientras se mueve. Tendrá beneficios extra en la misma cantidad de tiempo, practique la concentración y agregue toda una nueva dimensión a la actividad. Hay varios libros sobre el tema, como *El caminante espiritual: Acondicionamiento caminando para claridad, equilibrio y conexión espiritual,* de la campeona de caminata de acondicionamiento Carolyn Scott Korge (HarperCollins, 1998).
- Desarrolle autodeclaraciones o afirmaciones positivas. Repítalas diariamente o escríbalas y colóquelas en donde las vea regularmente. Un ejemplo sería "Me estoy haciendo más fuerte y mejor cada día", o esa vieja sentencia, "Todos los días, y en todas las formas, me estoy haciendo mejor y mejor". Cree afirmaciones que tengan sentido para usted. Luego repítalas hasta que sienta lo que significan.
- Tome un descanso cuando sea necesario. Todos los atletas campeones tienen días en que el ejercicio parece un trabajo penoso. Algunos días está muy cansado. Esto no es un cuartel. Mientras sepa que no está usando su cansancio como una excusa para dejarlo, está bien tomar un día libre de vez en cuando. O podría darse 5 a 10 minutos para entrar en el ejercicio regular. Si, después del tiempo concedido, todavía se siente mal, tome el día libre e intente otra vez mañana. Mientras más decisiones tome en la alimentación y plan de actividad, más amplia será su elección, y menos probabilidad tendrá de rebelarse contra ella.

Involúcrese

¿Recuerda el *hokey pokey*, el baile de cuando era niño?* Pone diferentes partes de su cuerpo en un círculo hasta que, al final, coloca todo. Eso es lo que tiene que hacer para alcanzar y mantener un peso saludable. Habrá días en los que sienta que está saliéndose del círculo. Sepa esto desde el principio. En esos días, esté preparado para volverse a poner otra vez dentro y sacudir todo. El cambio es así, especialmente las sacudidas. Y como el *hokey pokey,* puede ser también divertido y gratificante.

Si ayuda, piense en los cambios que está haciendo como en un baile. Está aprendiendo nuevos pasos de la coreografía de una nueva vida, una que lleva a una mejor salud y más autoconfianza. Una

* Nota del editor: En algunas partes de México se conoce una variante como "el juego del calentamiento".

que lleva a alcanzar las metas. Algunas veces tropezará. O estará tan frustrado que decidirá que nunca podrá lograrlo. Luego un día se encontrará deslizándose con gracia, y se dará cuenta que valió la pena todo el tiempo y el esfuerzo. Eso no significa que nunca va a tropezarse de nuevo, pero para entonces ya sabrá como recuperarse y seguir adelante.

El cambio es difícil, pero el cambio es definitivamente posible. Simplemente, entréguese por completo. Y cuando empiece a sentirse sacudido, deténgase para analizar los sentimientos, hable con la persona que lo apoya, escriba en el diario — cualquier cosa que lo ayude a estabilizarse y volver a entrar al baile. Luego respire hondo, dese una bien merecida palmadita en la espalda y continúe. Puede hacerlo.

No hay ningún reto demasiado grande

He luchado contra la obesidad severa durante cincuenta años. He intentado prácticamente todo. He ido a Weight Watchers, Nutri-System, *Comedores Compulsivos Anónimos* (Overeaters Anonymous), TOPS. *He tomado más medicamentos para la dieta de lo que me acuerdo. He seguido la Dieta Atkins, dietas líquidas, dietas de un solo alimento. Lo único consistente eran los resultados — una disminución de peso inicial impresionante seguida por un aumento de peso más impresionante todavía. Recuperaba todo el peso que había bajado con 2 a 9 kg de más. He pesado alrededor de 136 kg la mayoría de mi vida adulta, oscilando entre 102 y 181.*

En 1997, los médicos de la Clínica Mayo me dijeron que mi vida estaba en peligro por la obesidad severa y que necesitaba hacer cambios serios en mi estilo de vida. Les dije que tenía 55 años de edad y no podía imaginar que podría tener más éxito ahora que antes. Pensé que era mejor mantenerme en 150 kg. Pero la verdad es que mi cuerpo se estaba desmoronando. Tenía la presión alta, el colesterol elevado y artritis degenerativa tan severa que era candidata a un reemplazo de rodilla.

Los médicos y dietistas de la clínica trabajaron conmigo para desarrollar una dieta baja en grasa y en calorías adaptada a mis necesidades y gustos que pude utilizar para un cambio permanente. Se reunieron conmigo regularmente, ofreciendo apoyo y guía.

Cambié significativamente la forma en que preparaba y consumía mis alimentos. Uso productos lácteos bajos en grasa. Agrego a mi pan tostado Pam con sabor a mantequilla. Como mucha fruta y verduras y obtengo las proteínas animales de los mariscos y bisonte, que es sumamente bajo en calorías y grasa. Llevo un registro de mis alimentos y lo llevo a mi dietista para revisión. No como en los buffets. Regreso comida extra a la cocina para que no esté en mi plato y quiera comerla.

En los primeros tres meses, bajé 16 kilogramos. En ese momento agregué ejercicio a mi régimen, clases dentro del agua al principio para la artritis. Gradualmente avancé a ejercicio fuera del agua incluyendo un entrenador elíptico, bicicleta en decúbito y banda sin fin, además de pesas.

Ajustándome gradualmente a una dieta de 1,400 calorías, bajé 83 kg en un periodo de dos años y lo he mantenido durante un año y medio. Peso 68 kg y estoy muy contenta. Mi IMC ha bajado de 58 a 25. Mi talla ha bajado de una apretada talla 32 a una agradable talla 10.

Cynthia
Wichita, Kansas

Cynthia

Capítulo 10

Cuando es difícil seguir adelante

Mensajes para llevar a casa

- **Espere un reto**
- **Hay una solución para cada problema**
- **Levántese si se cae**
- **Nunca se rinda**

Ha hecho los cambios necesarios en el estilo de vida para alcanzar un peso saludable. Está usted rumiando el nuevo plan, sintiéndose bien con usted mismo, cuando ¡Bang! algo se interpone en el camino. Tal vez ha llegado a una meseta en donde durante varias semanas no ve resultados, o puede ser que se presente una crisis de la vida y regresa a los comportamientos antiguos. Se encuentra sacando las papas fritas no deseadas de la bolsa, odiándose y sintiéndose impotente para detenerse. Entra el pánico, el temor que se deshagan todos los buenos esfuerzos y que el duro trabajo no haya servido para nada.

Calma. Respire. Use esto como una oportunidad para fortalecerse y reforzar las habilidades para solucionar problemas y su determinación. Recuerde, le dijimos que tendría reveses. Son normales, y lo más importante, inevitables. La forma en que los enfrenta puede hacer toda la diferencia entre el éxito y el fracaso. Lo crucial es recordar que puede enfrentarlos.

Veamos cómo.

Formar buenos hábitos

Los hábitos son tenaces. Ha trabajado duro durante meses para superar los que contribuyen al sobrepeso. Ha mantenido un diario de alimentos, dejado de comer impensadamente enfrente de la TV y establecido una rutina de caminar todas las tardes. En otras palabras, ha formado hábitos nuevos buenos para reemplazar a los antiguos malos. Y un día, cuando se encuentra en el sofá reclinable durante la hora de la caminata, viendo un programa favorito de TV y devorando pedazos de pizza con queso extra, tiene que preguntarse, "¿Qué pasó"?

El *Diccionario Colegiado de Merriam Webster*, décima edición, define hábito en varias formas, incluyendo "un patrón de comportamiento adquirido por la repetición frecuente o la exposición fisiológica que se muestra a si mismo en regularidad o mayor facilidad de desempeño", "una forma adquirida de comportamiento que se ha convertido casi o completamente en involuntaria" y "la disposición prevalente o carácter de los pensamientos y sentimientos de una persona: la composición mental". En otras palabras, los hábitos son una parte de usted, y los adquirió durante toda una vida. Son automáticos; la mayoría del tiempo desempeña acciones habituales sin pensar. Por eso son tenaces. ¿Qué son unos cuantos meses de un nuevo comportamiento comparados con toda una vida de hábito?

No se desespere. Los hábitos son obstinados, no invencibles. Piense en un hábito en particular que quiera cambiar y trate de recordar como empezó. Por ejemplo, Janet (no es su nombre real) acostumbraba llegar a casa de la escuela secundaria, tomar una cuchara, abrir el congelador, que estaba en la parte inferior del refrigerador, caer al piso, quitar la tapadera del helado y comer inconscientemente. Era una forma de calmarse, de suavizar el estrés de un día desafiante y hacer la transición entre la escuela y la casa. ¿Llama la atención que ahora, a los 50 años de edad, cuando se siente estresada, tome una cuchara y un frasco de helado y coma?

Con su comportamiento, Janet desarrolló una creencia de la que no estaba ni siquiera consciente. Creía que necesitaba el helado para calmarse lo suficiente para hacer la tarea. Para ella, esta creencia era verdadera. ¿Recuerda las suposiciones del capítulo 9? Ésas son las creencias a las que se aferra y que piensa que son la verdad, cuando realmente no lo son. Es probable que si examina los hábitos, encontrará una gran suposición debajo de cada uno.

Cuando las creencias y los hábitos apoyan un comportamiento saludable, le sirven. Pero las que lo hacen hacer cosas que no son buenas o que no le permiten alcanzar las metas — bueno, es hora de tirarlas.

Como ha experimentado, conocer lo que debe hacer no afecta mucho a los hábitos. Los hábitos son demasiado fuertes para esos insignificantes y pequeños "debería". Por ejemplo, todos conocemos personas, expertos en su campo, como médicos, que fuman y recomiendan pero no siguen ellos mismos las recomendaciones. Si sabe que debería, digamos mover el cuerpo durante 30 minutos al día, pero se dice a usted mismo que no puede distraerse todo ese tiempo, o que no tiene la energía necesaria, o que no puede imaginarse cuál será la diferencia de todos modos, ha establecido un conflicto interno que muy probablemente impedirá que sea físicamente activo, por lo menos con alguna consistencia. Las creencias por debajo del hábito de no moverse no son insignificantes. Están atrincheradas.

Inclusive si piensa que la razón por la que no puede salir a caminar es física (está demasiado cansado), o social (su amigo quiere que vaya de compras), o ambiental (hace mucho frío), es probable que sea la creencia subyacente la que hace que responda a estos factores precipitantes del comportamiento. Por lo tanto, ¿en dónde debe mirar si quiere cambiar su comportamiento? Examine las creencias. Le mostraremos cómo hacerlo.

Otra cosa que necesita mantener en mente cuando trata de cambiar un hábito es que llena una necesidad. Para Janet, el ritual de comer helado después de la escuela la calma después de un día estresante. Si quiere cambiar el hábito, tiene que considerar la necesidad que satisface y encontrar otra forma de satisfacerla.

Para cambiar un hábito, no puede nada más reemplazarlo con uno nuevo. Tiene que cambiar la creencia que soporta el hábito, y tiene que llenar la necesidad que el hábito satisface. Por eso, aunque ha estado practicando nuevos hábitos durante un tiempo, puede regresar a las formas antiguas cuando está estresado o en un desafío. Las formas antiguas son automáticas. Son un comportamiento aprendido, y son confortables y confortantes en alguna forma.

Las buenas noticias son que pueden olvidarse y reemplazarse con nuevas formas de comportamiento que también proporcionan confort.

Creencias en acción

Digamos que piensa que está destinado a ser gordo. Y cree también que si pudiera ser delgado, sería feliz. Ponga esas dos creencias juntas, y ¿qué tiene? La creencia de que está destinado a ser infeliz.

Aun así, la esperanza es lo último que se pierde y va de dieta en dieta. Baja de peso sólo para llegar a una meseta o un desafío que lo vuelve a los viejos hábitos. Recupera el peso, y, por supuesto, se siente miserable. No sólo ha reforzado la creencia de que está destinado a ser gordo e infeliz, sino que ha hecho del fracaso para alcanzar y mantener un peso saludable un hábito.

¿Qué pasaría si cambiara estas creencias de fondo? Cierto, se dice más fácilmente que se hace. Pero, ¿qué pasaría si intentara? Esto es lo que tendría que cambiar:

- "Estoy destinado a tener sobrepeso" se convierte en "Puedo desarrollar nuevos hábitos de alimentación y actividad que me ayudarán a alcanzar y mantener un peso saludable".
- "Si fuera delgado, sería feliz", se convierte en "Necesito saber lo que me hace infeliz ahora y hacer los cambios necesarios para obtener satisfacción en mi vida. Necesito aprender a quererme y aceptarme independientemente de mi peso, y encontrar otras formas de satisfacer mis necesidades que a través de la comida". Para hacer todo eso, puede ser que necesite ayuda profesional, como terapia o apoyo de grupo. O tal vez sólo necesita llevar un diario de los pensamientos para volverse consciente de la creencia y detenerla siempre que llega a su cabeza. Sólo usted puede juzgar.

En cuanto al hábito de empezar y terminar dietas, todo este libro se refiere a la forma de reemplazar ese comportamiento con enfoques más saludables. Pero debe estar consciente de que podría haberse convertido en un hábito. Independientemente de qué tanto intente hacer cambios en el estilo de vida, si tiene en la mente que fracasará porque siempre lo ha hecho, entonces traiga a ese odioso pequeño saboteador de atrás al frente. Manteniéndo en su conciencia y diciéndose que ya no es cierto ayudará a superarlo. Éste es un nuevo día y un nuevo usted.

¿Recuerda a Campanita? Ella dijo a Peter Pan que cada vez que alguien dice que no cree en hadas, muere otra hada. Campanita se salvó del borde de la muerte por su creencia. Cierto, es sólo un cuento de hadas, pero los cuentos de hadas representan verdades universales. La creencia es poderosa. Examine sus creencias y cambie las que lo tienen inmovilizado. Use afirmaciones, use autoconversación, vaya a terapia, busque la ayuda de amigos y familiares para ponerlo otra vez en circulación. Usted lo vale.

Y sobre todo, crea en usted.

Sea realista

Algunas veces la tenacidad de los hábitos refleja un problema fundamental con lo que está tratando de alcanzar. Reconsidere las metas que se fijó al empezar este proceso de cambio. ¿Está tratando de alcanzar un peso saludable por las razones adecuadas? ¿Lo está haciendo por usted o por una presión externa?

La investigación sugiere que puede cambiar su comportamiento y hacer que los cambios sean permanentes si el cambio es motivado autónomamente, lo que significa que lo está haciendo por usted. La teoría comprobó ser cierta en 128 personas con una dieta muy baja en calorías en las que los investigadores siguieron un programa de reducción de peso durante seis meses y posteriormente durante casi dos años. Las que tuvieron mejores puntuaciones en una prueba de motivación autónoma tuvieron mayor probabilidad de seguir en el programa, bajar de peso y mantener la reducción de peso, en comparación con las que lo hicieron por alguna otra cosa.

Igualmente importante que tener la motivación adecuada es hacer un compromiso con usted mismo. Éste es un asunto serio. Dígalo fuerte, dígalo a sus seres queridos, escríbalo. Haga lo necesario para hacerlo real para usted. La gente que alcanza un peso saludable y lo mantiene hace un compromiso al principio.

Después de hacer el compromiso, pregúntese si ha fijado una meta real de reducción de peso, y si cree que es buena. Puede ser que se haya dicho que estaría feliz con reducir 200 g por semana, pero encuentra que este paso es agonizantemente lento. Quiere resultados, y los quiere ahora. En ese caso, puede revalorar su programa tratar de disminuir el consumo de alimentos, y aumentar el nivel de actividad hasta que esté bajando medio a un kilogramo por semana, que es una velocidad aceptable de reducción de peso. Pero primero pregúntese si comiendo menos y moviéndose más aumentaría la motivación o haría finalmente que las metas fueran más difíciles de alcanzar.

Recuerde también que inclusive si baja de peso más rápidamente, todavía tendrá semanas en que no baja de peso y probablemente semanas en que aumenta un poco de peso por las fluctuaciones naturales del cuerpo. Así que es posible que necesite cambiar el enfoque.

Mantenga los ojos en la recompensa, y recuérdese que los cambios que ha hecho son para toda la vida. Ésta no es una dieta que va a dejar cuando alcance la meta. Probablemente puede agregar algunas calorías más al plan de alimentación cuando ya no está tratando de bajar de peso. Pero los hábitos básicos de alimentación serán los que estableció durante la reducción de peso.

¿Ha olvidado que se prometió que se enfocaría en la salud más que en su apariencia o los números de la báscula? Este sería un buen momento para involucrarse en alguna autoconversación seria. Haga una lista de todas las formas en que se siente mejor como resultado del peso que ha bajado hasta ahora. Éste es el momento de ver también todas las formas en que ha tenido éxito para cambiar los patrones de alimentación y actividad. Dese una palmada en la espalda por cada vez que ha seleccionado verduras en lugar de alimento chatarra y por cada hora pasada en el jardín en lugar de estar frente a la TV. Todo se suma. Dese una bien ganada recompensa que no sea comida.

Si las metas globales son demasiado estrictas, es posible que necesite revalorarlas. Por ejemplo, cuando Nancy (no es su nombre real) decidió bajar de peso, se fijó una meta en 54 kg, que era menos de lo que ella pesaba en secundaria. Con 1.64 m, pensó que ese peso era bueno y estaría delgada, casi tan delgada como para Hollywood. Bajó el peso, pero en seis meses lo recuperó, más unos cuantos kilogramos. Se dio cuenta que su meta no había sido real para ella. La siguiente vez que decidió bajar de peso, seleccionó un peso real para la estatura y edad y se enfocó en la salud. Esta vez tuvo éxito.

Por lo tanto, si está luchando, revalore las metas. Asegúrese que son sus metas, no las de otra gente, y asegúrese que son reales.

Una solución para cada problema

Usted aprendió en el capítulo 9 que habría reveses en la forma de lograr un peso saludable y que sería inteligente que tuviera un plan para cuando encontrara estos reveses. Cuando encuentra bloqueado el progreso por un objeto aparentemente inmóvil, es tiempo de desempolvar las viejas habilidades para solucionar problemas y utilizarlas.

La primera cosa que necesita hacer es identificar claramente el problema. Puede ser que esté comiendo de acuerdo con el plan, haciendo selecciones de alimentos nutritivos y bajos en grasa hasta que va a un restaurante. Ahí deja la precaución. Como alguien que ha estado varado en una isla sin alimento durante semanas, devora el pan y la mantequilla que el mesero deja en la mesa, ordena más alimento del que necesita o quiere, acaba con todo el alimento y encima pide un rico postre.

Sabe el problema. (Puede haber más de un problema por resolver, pero enfóquese en uno a la vez). El siguiente paso es crear una lista de posibles soluciones. Use la imaginación. Sea creativo. Cuando su lista esté completa, valore las soluciones que ha enumerado. Luego seleccione una e inténtela.

Puede ser que pierda control en los restaurantes porque se siente privado. No puede estar mordisqueando la lechuga mientras otros disfrutan sus alimentos. Por lo tanto, tal vez la solución sea ordenar lo que quiere, pero coma sólo parte de ello. Pida al mesero traer una caja para llevar tan pronto esté satisfecho pero no lleno, y ponga la mitad o más en la caja para comer en otra ocasión o para congelar.

Puede también pedir al mesero que diga al cocinero que haga modificaciones a los alimentos para que sean bajos en grasa y en calorías. Pida la ensalada César, pero pida que pongan el aderezo a un lado y agregue sólo lo necesario para el sabor. En un restaurante chino, pida que se use un mínimo de aceite al freír el platillo. Haga el omelette con claras de huevos y ponga sólo la mitad del queso. No sea tímido. Usted está pagando por el alimento. Debe recibirlo en la forma que lo quiere. ¿No disfrutará más el alimento si no siente que está abandonando su plan de alimentación saludable con cada mordida?

En cuanto al postre, pida uno para compartir, o coma sólo unos cuantos bocados y saboree completamente cada manjar. Y recuerde, inclusive si no come fuera muy a menudo, ésta no es la última comida. Comerá de nuevo.

Cualquiera que sea la solución que selecciona, valore el éxito de ésta. Si funciona, entonces tiene un plan para comer en restaurantes o cualquiera que sea el problema. Si no funciona, inténtelo de nuevo. Ya tiene alternativas en su lista. Seleccione otra solución y pase por el mismo proceso hasta que encuentre una que funciona.

Aquí presentamos algunos problemas comunes que las personas enfrentan cuando trabajan para alcanzar un peso saludable y algunas posibles soluciones. Inténtelas o vea cuáles otras tiene. Sea creativo. Puede inclusive hacer un juego con una sesión de lluvia de ideas con el equipo o persona de apoyo.

Problema	Posible solución
Falta de tiempo para ejercicio	• Levántese más temprano y haga ejercicio antes de ir al trabajo • Haga ejercicio en la hora del almuerzo • Haga ejercicio en 2-3 sesiones de 10 minutos durante el día • Piense en actividad más que en ejercicio. Pode el césped, suba escaleras, estaciónese más lejos de su destino y camine más
No tiene tiempo para preparar alimentos	• Intente las recetas rápidas y saludables incluidas en este libro y busque otras semejantes • Aproveche las barras de ensaladas y la comida rápida saludable, como sandwiches de verduras, pizza sin queso y sandwiches *light* con poca carne y muchas verduras
Bocadillos en la noche	• No omita alimentos. Asegúrese que come lo suficiente durante el día • No tenga bocadillos o botanas en la casa • Realice una actividad que lo mantenga ocupado o que lo haga salir de casa
Prueba al cocinar	• Mastique chicle o chupe una pastilla de menta • Tenga verduras a la mano para mordisquear • Pida a alguien que pruebe la comida

Si no puede identificar un problema particular que está bloqueando el progreso, entonces tal vez ha perdido la motivación. En ese caso, vuelva a ponderar los pros y contras descritos en el capítulo 9. Enumere los beneficios de seguir con los cambios en el estilo de vida, luego haga una lista de todas las cosas que no le gustan de sus nuevos comportamientos. Diga que disfruta la forma en que se siente en las clases de yoga, pero que odia el tiempo que tiene que emplear en ellas. Si los contras superan los pros, necesita enfocarse en los pros y usar las habilidades para resolver problemas y encontrar soluciones a los contras, como lo hizo inicialmente. Es normal que fluctúe la motivación, por lo que no es raro tener que reforzarla de tiempo en tiempo. Está bien. Sólo esté preparado, y no se desanime.

Para mayor información vaya a nuestra página en Internet y busque en las palabras: *menopausal weight gain (or) nutrition during pregnancy.* Ésta es nuestra dirección en Internet:

http://www.MayoClinic.com

Fuerza de voluntad *vs.* autocontrol

Para alcanzar cualquier meta, tiene que ser flexible. Por eso es importante no quedar atrapado en el pensamiento perfeccionista, del todo o nada. Algunas personas piensan que pueden lograr un peso saludable si tienen la suficiente fuerza de voluntad. Tal vez se conoce lo suficientemente bien para saber que puede tener mucha fuerza de voluntad durante largo tiempo. Ésa es, después de todo, la forma en que bajó de peso en el pasado. Pero ¿qué pasa cuando se desmorona la fuerza de voluntad? No sólo se encuentra sacrificando su plan, sino que probablemente se diga que ha fracasado, y entonces, para qué molestarse en intentarlo. Después de todo, así fue como recuperó el peso en el pasado.

Piense en esto: Digamos que antes de empezar el nuevo plan de alimentos y actividad, se dio cuenta por el diario de alimentos que tiene un gusto voraz por los dulces. Puede abordar ese problema en dos formas. Una es preguntarse cómo puede acomodar dulces ocasionales en su programa sin destruir el plan global. Otra es decirse que evitará completamente los dulces. Si escoge el plan número dos, necesita una tremenda fuerza de voluntad. Enfrentémoslo. Si le gustan los dulces, se va a sentir privado de ellos cuando no los puede disfrutar. Y la privación, como vimos en el capítulo 9, lleva probablemente a los excesos en el comer.

Por lo tanto, dígase que puede disfrutar algunos dulces con moderación. Pero sabe que nunca puede comer suficiente pastel de queso con cerezas de Sara Lee. Aquí está el truco: Permítase comer algunos dulces. Pero en lugar de usar la fuerza de voluntad para evitar el pastel de queso, use autocontrol.

¿Cuál es la diferencia? El autocontrol es, "El pastel de queso es mi problema, por lo tanto no lo voy a tener en casa". La fuerza de voluntad es, "Voy a comprar mi pastel de queso favorito, pero no lo voy a comer. Me voy a probar a mí mismo la fuerza de voluntad que tengo". Sea real. El primer enfoque es una planeación sensible; el segundo es tortura. Y puesto que los cambios en el estilo de vida que hace se suponen ser saludables y agradables, ¿por qué escoger torturarse?

Hay una caricatura "Cathy" en la cual Cathy se queja con una amiga de que no importa lo determinada que esté para evitar comerse una dona, termina comiéndose una todos los días. "¿Por qué no dejar las donas fuera de casa"? le pregunta la amiga. ¿"Qué"? dice Cathy. ¿"Y dejar que crean que están ganando"?

Nadie gana cuando confía en su fuerza de voluntad y le falla, como inevitablemente pasará. Por lo tanto, haga lo que la amiga de Cathy sugiere, y mantenga las tentaciones lo más lejos posible.

Anímese. Es probable que las papilas gustativas se adapten al nuevo estilo de comer, el pastel de queso o las donas o lo que sea, poco a poco no sabrán tan buenas como antes. Excluyendo esto, busque una receta de una versión del alimento favorito más baja en grasa y más baja en azúcar, y tome pequeñas porciones ocasionalmente. Si es necesario, guarde los favoritos escondidos atrás en el congelador o corte un pedazo pequeño y regale el resto para no tener la tentación. Puede sorprenderse al descubrir que sólo saber que está bien permitirse un gusto de vez en cuando, puede ser más fácil decir que no.

Hay formas de romper la cadena del comportamiento que lleva al exceso de comida. Veámoslo más de cerca.

Cadena del comportamiento

En el programa LEARN para el control del peso, los autores Brownell y Waden sugieren examinar la cadena del comportamiento que lo lleva a comer en exceso y romper la cadena en distintas partes. Examinar las partes conduce a ideas para dejar el comportamiento y aumentar su comprensión de por qué come involuntariamente. Usan el ejemplo de una mujer llamada Laura, que comió 10 dulces, se sintió culpable y comió otros más. Ésta es la cadena:

- Compra dulces (empieza el problema)
- Deja los dulces en la cocina (en donde están claramente visibles y tentadores)
- Está en casa el sábado en la tarde (el tiempo y lugar de alto riesgo de comer en exceso)
- Está cansada y aburrida
- Siente necesidad de comer
- Va a la cocina
- Lleva los dulces al estudio
- Come dulces mientras ve TV
- Come rápidamente hasta estar llena
- Siente culpa y una especie de fracaso
- El autocontrol se debilita más
- Come más

Es probable que pueda identificar una cadena similar. Lo bueno es que hay muchas oportunidades de romper la cadena. Piense en su cadena por un momento. Piense en la secuencia de eventos que lo lleva a los episodios de comer. Piense ahora en las técnicas para romper los eslabones.

En el caso de Laura, podía haberse detenido y no comprar los dulces en primer lugar, haciendo las compras con una lista, comprando con el estómago lleno, comprando con una amiga que conoce las tentaciones, o comprando la mezcla para hacer galletas que necesite hornearse. Cuando llegó a casa, pudo haber guardado los bizcochos lejos de la vista. Pudo haberlo congelado. Al saber que el sábado en la tarde es un tiempo de alto riesgo para comer sin control, pudo haber planeado una actividad que la mantuviera ocupada o la hiciera salir de casa.

En cada eslabón de la cadena pudo haber hecho algo para romper la cadena de eventos. Puede hacer lo mismo con su cadena. Brownell y Wadden sugieren ir por el eslabón más débil e interrumpir la cadena lo más pronto posible. Por ejemplo si el helado lo induce a comer en exceso, entonces podría ser mejor no comprarlo o comprar un sabor que no le gusta en lugar de tratar de evitar comerlo una vez que está en el congelador. De nuevo, el autocontrol es más fácil que la fuerza de voluntad. No caiga en la tentación.

Se necesitan amigos

En el capítulo 9 hablamos de la importancia de obtener apoyo para ayudarle a conseguir un peso saludable. Si no hizo caso a ese consejo, ahora que encuentra el camino difícil, podría considerar buscar un consejero, como un dietista o terapista, o unirse a un grupo de personas con mentalidad semejante. Estar con otros que experimentan retos similares podría ser invaluable, especialmente si no ha encontrado el apoyo en otra parte.

A todos nos gusta pensar que somos muy fuertes y que podemos manejar nuestras vidas. Pero está pasando por cambios grandes y difíciles. Tener el apoyo, sea a través de un individuo que es un profesional o de un grupo de amigos que van por este mismo sendero, podría finalmente ser la diferencia entre el éxito y el fracaso. Unirse a gente involucrada en una lucha similar puede darle justamente el refuerzo que necesita para superar los obstáculos inevitables y los reveses que enfrentará a lo largo del camino.

Si considera unirse a un programa comercial, sin embargo, tenga precaución. Quiere un programa cuyos métodos y objetivos sean consistentes con alcanzar y mantener un peso saludable. Encontrará programas en la Sección Amarilla en "servicios de control de peso". Junto con los que vale la pena tomar en cuenta como *Baje libras sensiblemente* (TOPS por sus siglas en inglés) y *Weight Watchers*, encontrará otras organizaciones que hacen promesas que no pueden cumplir.

Si se une a un grupo, tenga en mente que lo que obtiene estará en proporción con lo que pone. Si se sienta en una esquina y sólo escucha, puede oír muy buenas sugerencias. Pero si participa, tiene más probabilidad de cosechar las recompensas del grupo, que incluyen apoyo, ánimo, sentir que no está solo, y sugerencias específicas para las preocupaciones. Para ser un buen miembro del grupo, debe estar dispuesto a dar así como a recibir. Escuche a los demás, contribuya a la conversación, pero no la monopolice, no juzgue, apoye.

Permanecer en el camino

Puede pensar que una vez que ha alcanzado un peso saludable, su trabajo se acabó. Una vez que ha alcanzado la meta, permanecer ahí deber ser fácil. Lo sentimos, pero ésa es la antigua mentalidad de alimentación. Regresa a la idea de que sigue una dieta para bajar de peso, y una vez que ha bajado, deja la dieta. Esa clase de pensamiento lleva a recuperar peso. Ya ha cometido ese error en el pasado. No lo repita.

Ahora va a mantener la victoria obtenida con tanta dificultad. Mantener el peso implica el mismo proceso que bajarlo. Puede usted probablemente agregar algunas calorías a su consumo diario una vez que alcanza el objetivo. Además de eso, necesita seguir caminando en el sendero en que se encuentra. Sea lo que sea lo que utilizó para ayudarse a bajar de peso, necesitará usarlo para mantenerlo.

Por eso hemos estado insistiendo en la necesidad de cambios en el estilo de vida. Por eso es tan importante hacer cambios con los que pueda vivir a largo plazo. Está haciendo lo que necesita hacer. Está haciendo selecciones saludables de alimentos y moviendo el cuerpo cada día. Se ve bien. Se siente bien. Está orgulloso de usted mismo y con razón. Manténgase así.

Definir el éxito

No dependa del espejo cuando debe medir el éxito de los esfuerzos por alcanzar un peso saludable. El espejo no revelará los factores que realmente cuentan. ¿Se siente mejor? ¿Come mejor? ¿Es más activo? ¿Ha aumentado la musculatura? ¿Ha mejorado la presión arterial y las grasas de la sangre? ¿Ha disminuido algunos centímetros al mismo tiempo que el peso? ¿Está listo para mantener el peso?

Y finalmente...

Ha escuchado las lúgubres estadísticas respecto de la probabilidad de bajar de peso y mantenerse así permanentemente — 95 por ciento de los que bajan de peso lo recupera en los siguientes cinco años.

Qué desalentador. Si está experimentado un momento difícil en los esfuerzos por un peso saludable, entonces lo último que necesita son malas noticias. Entonces, qué hay de esto: No está condenado al fracaso. De acuerdo con un estudio publicado en *American Journal of Clinical Nutrition* de personas que participaron en el Registro Nacional de Control de Peso (NWCR por sus siglas en inglés), cientos de personas tuvieron éxito en alcanzar y mantener un peso saludable.

De hecho, el estudio siguió a 629 mujeres y 155 hombres que habían tenido sobrepeso durante años. Bajaron un promedio de 30 kilogramos. Y, sí, recuperaron algunas. Pero mantuvieron un mínimo de 14 kilogramos perdidos por lo menos durante 5 años. La mayoría de ellos lo logró a través de una combinación de restringir la grasa y las calorías, y con ejercicio. Lo hicieron mediante los cambios en el estilo de vida que estamos recomendándole. Una

Veinte años de reducción de peso

No estoy segura cuánto llegué a pesar. Evitaba las básculas. Pero estoy segura que eran más de 97.5 kilogramos — demasiado peso para mi estatura de 1.64 m. Recuerdo que era talla 22.

Esto es ya historia. En los últimos 20 años, he pesado entre 63.5 y 64 kg. El primero de marzo de 1979, hice un compromiso de por vida de bajar de peso y mantenerlo. No me gustaba cómo me sentía. Aunque sólo tenía 26 años, me sentía vieja. Me sentía limitada en mis actividades. No podía usar la ropa que quería.

Me puse el traje de deporte. Me quedaba apretado y no creía poder hacer ejercicio. Pero decidí correr todos los días durante un año. Nunca dejé de correr en esos 365 días. Algo que aprendí es que se tiene una especie de compulsión cuando se empieza algo, y luego empieza a equilibrarse. Ahora hago ejercicio 30 a 45 minutos, cinco o seis días por semana. Empecé trotando, pero cuando me sentí más saludable, añadí otras actividades: tenis, esquí, natación. Entraba a competencias de carrera una o dos veces al año porque me gustan las camisetas que me dan. Son un símbolo de victoria para mí. Voy a hacer una colcha con ellas algún día.

El ejercicio es lo que más me ayuda, porque es una victoria contagiosa. Para mí, la victoria en el ejercicio lleva a la victoria en la dieta. Si tengo una dificultad que me hace comer demasiado, o si es Navidad —cuando disfruto lo dulce— puedo todavía practicar ejercicio. Y si mi peso llega a 68 o 69 —prefiero medirme con mis pantalones ajustados en lugar de la báscula— empiezo un diario de mis alimentos para volver al camino.

Además de ayudarme a vigilar lo que como, el diario de alimentos me ha ayudado a identificar mis horas vulnerables para comer. Una de esas horas es lo que yo llamó el frenesí de las cinco de la tarde. Especialmente cuando mis hijas eran más chicas, corría del trabajo a la casa, hambrienta y agotada. Empezaba a cocinar y comía mientras cocinaba. Pero aprendí que podía dominar el hambre voraz comiendo una manzana o llevando una bolsa de zanahorias al trabajo, y comiéndolas durante el camino a mi casa.

No como perfectamente. Pero hago menús diariamente y compro de esa lista. Y aunque adoro los dulces y me rehuso a dejarlos completamente, generalmente los reservo para mis gustos ocasionales en los fines de semana. Una cosa que he notado es que los dulces no son ya lo que eran. Me gustaban la donas. Pero ahora, tengo aproximadamente un mes que he sentido un cambio gradual en lo que deseo comer. Todavía tengo reveses, puedo ver los pastelillos en la cocina y comer más de lo que debería. Pero luego me digo a mí misma que mañana es otro día. Y me levanto a las 5:30 el día siguiente para el ejercicio.

Al tener más edad, es más difícil mantenerse en el peso. Añadí levantamiento de pesas hace unos tres o cuatro años. Sólo unos 15 minutos, tres veces por semana. Lo hago sobre todo para mantener mi peso, pero también lo necesito para prevenir la osteoporosis y porque las mujeres pierden la masa muscular al avanzar la edad.

Tengo que ser honesta, todos los días se necesita un nuevo compromiso, me estoy mudando de casa, por lo que estoy cansada. Pero sé que necesito hacer 30 a 45 minutos de escaladora y banda sin fin, que es mi principal ejercicio durante los inviernos en Minnesota.

Me veo en el espejo y todavía no puedo creer lo que veo — inclusive después de 20 años todavía tengo la imagen mental que tengo sobrepeso. Esos recuerdos quedan en la cabeza durante un largo tiempo. Pero la realidad es lo que veo en el espejo, y el registro sólido de una buena salud. No he faltado un solo día al trabajo en 18 años.

Faye

Faye
Byron, Minnesota

gran sorpresa del estudio fue que 42 por ciento de los participantes dijo que mantener el peso fue más fácil que bajar de peso en primer lugar.

Las mejores noticias son que 95 por ciento de las personas involucradas estaban contentas con la reducción de peso. Dijeron que mejoraron su calidad de vida, incluyendo el estado de ánimo, la salud y la autoconfianza. En caso de que lo dude, están aquí para decirle que la vida es mejor cuando llega a un peso saludable.

Por lo tanto, olvide todos esos informes de los fracasos en la reducción de peso y lo difícil que es mantener un peso saludable. Las personas del NWCR son un testimonio viviente de que puede hacerse y que vale la pena hacerlo. Cuando las cosas se ponen difíciles, use las habilidades para resolver problemas, cuestione las creencias en el fondo de los hábitos, obtenga el apoyo que necesita, confíe en el autocontrol en lugar de la fuerza de voluntad, y piense en la gente del NWCR.

Ellos lo lograron, y usted también puede.

Capítulo 11

Otros planes de alimentación

Mensajes para llevar a casa

- **No hay carencia de planes de reducción de peso, productos o promotores**
- **Un enfoque equivocado para bajar de peso puede poner en riesgo la salud**

Si lograr un peso saludable fuera muy fácil, no habría tantos programas de reducción de peso y productos. De hecho, se gastan más de 34 000 millones de dólares al año en diversas ayudas y servicios de dieta, buscando la curación mágica que ayude a bajar de peso rápidamente y sin dificultad. Este año, millones de personas se involucrarán en alguna clase de programa estructurado de reducción de peso.

Desafortunadamente las personas encuentran a menudo que los kilogramos que bajan los vuelven a subir, en parte porque se cansan de evitar el pan o de comer demasiada toronja, o sentir hambre cuando consumen pocas calorías. Inclusive los planes adecuados de dieta fracasan cuando las buenas intenciones no pueden superar un débil compromiso para hacer cambios permanentes en el estilo de vida.

Es suficientemente fácil bajar de peso rápidamente con cualquier dieta popular, en parte porque todas restringen las calorías. Una caloría es una caloría, independientemente de dónde viene o cómo se consume, y cuando come menos calorías está en el camino para bajar de peso. Puede hacer esto sólo con un estilo de vida más activo y reemplazando los alimentos con los que está obsesionado con una dieta más baja en calorías basada en la Pirámide del Peso Saludable de la Clínica Mayo.

La mayoría de las personas subestima el número de calorías que comen por lo menos en 20 por ciento — más si tienen mucho sobrepeso. Puede pensar que está en un nivel de 1 500 calorías al día, por ejemplo, cuando en realidad está consumiendo cerca de 1 800. Las personas juzgan equivocadamente también la actividad física creyendo que caminar del automóvil a la oficina será suficiente para la mitad del ejercicio del día.

Algunos planes de dieta estructurados tratan de cuantificar lo que come, pidiéndole que cuente los gramos de grasa o asignando puntos a los alimentos que consume. Aunque estos sistemas pueden no ser la solución final a la incertidumbre de la reducción de peso, pueden ayudarlo a identificar una relación más directa entre lo que pone en su boca y los efectos eventuales en el cuerpo. Por supuesto, también debe hacer cambios a largo plazo que resulten en una forma saludable y permanente de comer.

Aquí presentamos algunas de las dietas populares en circulación actualmente:

Dietas líquidas bajas en calorías

Hay dos clases de dietas líquidas muy bajas en calorías (DMBC): las que se administran bajo supervisión médica, y las que puede comprar sin prescripción.

Medifast y Optifast generalmente se prescriben como una intervención para personas que tienen demasiado sobrepeso y cuando ninguna otra cosa ha funcionado. No es una solución a largo plazo — puesto que estas dietas restringen las calorías aproximadamente a 800 al día — generalmente incluyen una fase inicial, seguida por una dieta con moderada restricción de calorías y modificación del comportamiento o medicamentos.

Cuando aparecieron las DMBC, los estudios iniciales mostraron que a menudo resultaban en serias complicaciones de salud, inclusive la muerte, pero los productos contienen ahora suplementos que proporcionan las proteínas, minerales y otros nutrientes necesarios, que las hacen generalmente seguras. Sin embargo, los resultados a largo plazo no han sido mejores que la modificación del comportamiento únicamente.

Si está en una DMBC, o si está considerando una, es importante tener vigilancia médica.

Los planes que se pueden obtener sin prescripción sugieren que reemplace uno o dos alimentos por el producto, luego hagan un tercer alimento balanceado bajo en grasa y calorías. *Slim-Fast* recomienda también abundantes colaciones de alimentos saludables, como frutas y verduras, y 30 minutos de actividad al día.

Dietas de alimentos sólidos bajos en calorías

Si disminuye las calorías, baja de peso. Si sólo vieran esto los expertos en dietas. Sin embargo, existen incontables teorías respecto de la clase de calorías que se acumulan y forman kilogramos y las que inclusive no cuentan, las categorías de alimentos que optimizan el desempeño del cuerpo, y las que lo hacen más lento.

La Dieta Atkins

El doctor Robert Atkins, fue un pionero proponente de una dieta alta en proteínas/baja en carbohidratos en la década de 1970 cuando apareció la Dieta Revolucionaria del doctor Atkins. La idea ya no estuvo de moda con la locura de los alimentos bajos en grasa de la década de 1990, pero todavía vende libros ahora con la Nueva Dieta Revolucionaria del doctor Atkins.

El doctor Atkins piensa que los carbohidratos favorecen la producción de insulina, que lleva a un aumento de peso y otros riesgos para la salud. Por lo tanto, la Dieta del doctor Atkins limita los carbohidratos de 20 a 40 gramos al día inicialmente. La mayoría de granos, frijoles, frutas, pan, pastas y verduras está excluido, excepto ensaladas de verduras y pequeñas cantidades de otros más. Dice que puede comer toda la carne, huevos, queso, mantequilla y crema que quiera.

Sin suficientes carbohidratos en la alimentación, el cuerpo empieza a quemar los carbohidratos almacenados (glucógeno) para obtener energía — que libera un gran cantidad de peso en agua. El cuerpo empieza también a quemar grasa, pero no tan eficientemente como lo hace el ejercicio. Quemar grasa sin carbohidratos crea productos tóxicos llamados cetonas, que se acumulan en la sangre. Éstas son procesadas en los riñones antes de ser eliminadas.

Es cierto, las cetonas suprimen el apetito, como dice el doctor Atkins, pero también producen fatiga y náusea. Se desconocen los efectos sobre la salud a largo plazo de estas dietas, y tienen riesgo potencial.

The Zone

Comparado con el doctor Atkins, el doctor Barry Sears, autor de *The Zone*, es permisivo en cuanto a los carbohidratos. Sears preten-

Pregúntese ...

Si está considerando un nuevo plan de reducción de peso, valórelo con las siguientes afirmaciones, para conocer si el programa es adecuado. Si se aplica una o más de éstas, debe enviar una señal de advertencia.

- Promete una solución rápida
- Advertencias deplorables de un solo producto o régimen
- Afirmaciones que son demasiado buenas para ser verdad
- Conclusiones simplistas derivadas de un estudio complejo
- Recomendaciones basadas en un solo estudio
- Afirmaciones dramáticas refutadas por organizaciones científicas de reputación
- Listas de alimentos "buenos" o "malos"
- Recomendaciones para ayudar a vender un producto
- Opiniones basadas en estudios publicados sin revisión por pares
- Recomendaciones de estudios que ignoran las diferencias individuales o de grupos

Basado en la información de Food and Nutrition Science Alliance.

de que la clave del éxito para bajar de peso es una dieta en la cual todos los alimentos tienen una proporción entre carbohidratos y proteínas de cuatro a tres. Para las personas con sobrepeso recomienda una proporción calórica de 40 por ciento de carbohidratos, 30 por ciento de proteínas y 30 por ciento de grasa. Con esta proporción, dice Sears, los que siguen la dieta tienen menos hambre, más energía, un mejor desempeño físico, más claridad mental y menos enfermedades.

El objetivo de la dieta *The Zone* es mantener una proporción específica de insulina y glucagon, reguladores importantes del metabolismo de los carbohidratos. Mantener la proporción correcta de estas hormonas, de acuerdo con Sears, contribuye al equilibrio de los eicosanoides, que son sustancias semejantes a hormonas derivadas de ácidos grasos poliinsaturados. La mejor forma de entrar a *The Zone*, dice Sears, es preservando el equilibrio de los eicosanoides.

Sin embargo existen pocas evidencias de que los eicosanoides sean primariamente responsables de enfermedades o que el riesgo de enfermedad pueda manipularse cambiando los eicosanoides de la dieta. Las personas bajan de peso si siguen la dieta prescrita en el libro porque es baja en calorías totales y hace énfasis en frutas y verduras. Una dieta típica tiene menos de 1,000 calorías al día.

Sugar Busters

Cuando usted considera, por ejemplo, que cada estadounidense consume casi tres libras de azúcar por semana, la premisa de *Sugar Busters: "Disminuya el azúcar para recortar la grasa"* parecería que ha llegado su hora. Pero el concepto —que agrupa alimentos enteros como papas, maíz y zanahorias con azúcares refinados encontrados en pasteles, dulces y refrescos— va demasiado lejos. Además aunque los autores, H. Leighton Steward y colaboradores, no recomiendan las grasas del doctor Atkins, la dieta favorece la dotación de alimentos ricos.

Disminuir el azúcar es sólo un aspecto de los cambios dietéticos saludables. Sin hacer otras modificaciones nutricionales, y particularmente cuando se alienta la ingestión de grasa saturada y se disminuye las verduras benéficas, es poco probable que esta dieta lo ayude a bajar de peso — o por lo menos a mantenerlo a largo plazo.

Por supuesto, puede encontrar muchas otras dietas basadas en bajas calorías además de las mencionadas. Probablemente ha visto otras dietas altas en proteínas/bajas en carbohidratos como *Protein Power* (El poder de la proteína) y *The Carbohydrate Addict's Diet* (La dieta del adicto a los carbohidratos), o la dieta de *Scarsdale*, entre muchas otras. Aunque sus métodos difieren, los resultados son comparables a los planes de reducción de peso mencionados arriba.

Dietas novedosas

Muchos planes de dieta se ven inmediatamente increíbles. Es difícil creer que alguien puede pasar mucho tiempo comiendo solamente piña, maíz y ensalada un día, y ciruelas, fresas y papas al horno el día siguiente. Sin embargo, muchos planes similares de reducción de peso hacen que la gente espere que una nueva combinación de alimentos o revelación nutricional los ayude a bajar kilogramos extra para siempre.

¿Son seguras estas dietas? Igual que con las dietas altas en proteínas/bajas en carbohidratos y las dietas líquidas, probablemente se canse de ellas antes que puedan causarle un daño real. Pero la posibilidad de daño surge si se intenta un compromiso a largo plazo con estos desastres dietéticos. ¿Bajará de peso? Si está disminuyendo las calorías, probablemente pierda unos kilos, pero las probabilidades de que las recupere son altas una vez que deje una dieta insostenible.

Preguntas y respuestas respecto a las dietas de moda

¿Por qué son tan populares las dietas de moda? Las dietas de moda promueven una pérdida de peso rápida y fácil. La gente tiende a interesarse en soluciones rápidas y simples para sus problemas. Si usted sigue el plan, puede bajar de peso rápidamente y con relativa facilidad, pero luego vuelve a aumentar de peso. Esto es lo malo de las dietas de moda. No ofrecen una solución permanente para el problema de sobrepeso.

¿Cuál es el peor aspecto de seguir una dieta de moda? Este enfoque para bajar de peso puede no ser saludable a largo plazo. Las dietas no deben ir en contra de lo que sabemos de bioquímica y fisiología, y a mejorar la salud en el largo plazo. Muchas de estas dietas recomiendan reducir el consumo de carbohidratos e incluyen muy pocos, si es que algunos, verduras, frutas y granos.

Hay una gran cantidad de evidencia de que aumentar las frutas, verduras y granos enteros es bueno para su salud. Consumir una amplia variedad de frutas, verduras y granos regularmente, en combinación con actividad física diaria, favorece una reducción de peso permanente, ayudando a prevenir enfermedades serias como cáncer y enfermedades cardíacas.

Con una dieta de moda, inclusive si baja de peso, puede no mejorar su salud en el largo plazo. Aunque las recomendaciones más tradicionales para manejar el peso puedan parecer antiguas, aburridas y difíciles, tienen como resultado una mejor salud así como una reducción permanente de peso.

Presentamos aquí algunas de las dietas novedosas más populares:

Dieta de toronja

Aunque hay muchas versiones de este plan (uno inclusive erróneamente llamado Dieta de la Clínica Mayo; vea página 103), todos requieren que coma media toronja antes de cada alimento para cosechar los beneficios de las llamadas enzimas de la fruta que queman la grasa. Las calorías están típicamente limitadas a menos de 800 al día, aunque algunas versiones requieren que coma hasta estar satisfecho.

La toronja no tiene grasa, es baja en calorías y sodio, y tiene mucha vitamina C. Pero las calorías muy bajas —y los déficit de proteínas, fibra y varias vitaminas y minerales importantes— pueden hacer peligrosa a esta dieta.

Dieta de Beverly Hills

Éste es un plan de reducción rápida de peso a corto plazo. Los proponentes sugieren seguirla sólo durante un mes de una vez. Confía sobre todo en combinaciones de alimentos, como fruta, y nunca comer proteínas con carbohidratos, por lo que cada alimento puede ser digerido adecuadamente en lugar de almacenarse como grasa corporal.

La reducción inicial de peso puede ser rápida, pero la dieta de Beverly Hills utiliza guías sumamente limitadas de alimentos y no está basada en ninguna evidencia científica. El plan es peligrosamente bajo en proteínas y varias vitaminas y minerales cruciales. Aquí va una señal de peligro: el champagne en esta dieta es ilimitado.

Dieta del grupo sanguíneo

Esta dieta proporciona una lista muy detallada de alimentos que debe consumir o evitar, según su grupo sanguíneo. Basada en el libro *Eat Right 4 Your Type* de Peter D'Alamo, la premisa es que cada grupo sanguíneo tiene un marcador antigénico único que reacciona en forma negativa con ciertos alimentos. Además, de acuerdo con el libro, los individuos tienen diferentes niveles de acidez del estómago y enzimas digestivas, que parecen estar relacionados con el grupo sanguíneo.

Aunque puede encontrar reconfortante tener una lista de alimentos para comer o evitar, no hay evidencia científica de que las dietas deban basarse en el grupo sanguíneo.

Dieta de sopa de col

¿Qué podría ser más simple? Consuma toda la sopa de col que quiera durante siete días y bajará 4.5 a 7 kg. Se prescriben también otros alimentos durante el programa de una semana, incluyendo papas, jugos de frutas y algunas verduras.

El único problema es que los proponentes de la sopa de col informan sensación de mareo y debilidad porque la dieta es demasiado

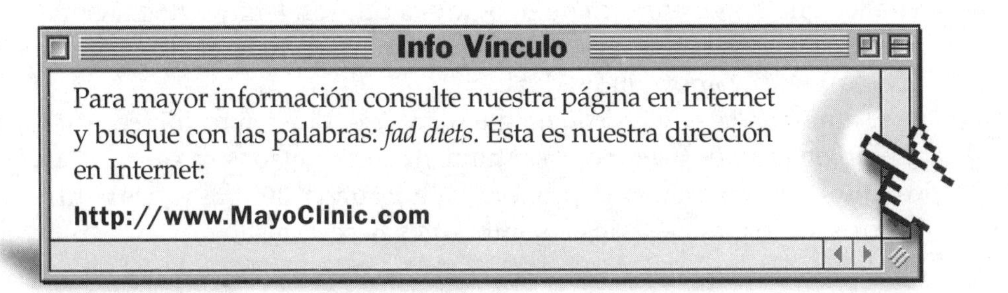

baja en proteínas, vitaminas y carbohidratos completos. Puede bajar de peso, pero probablemente esté demasiado nauseabundo para disfrutarlo.

Existen muchas otras dietas de moda además de éstas. Si intentara todas, estaría ocupado haciendo dieta y nada más. Los seguidores de la dieta de alimentos crudos, por ejemplo, consumen únicamente alimentos no cocinados; la dieta del hombre de las cavernas le permite comer únicamente lo que comían las personas de la Edad de Piedra; y *The Body Code* de Jay Cooper, divide a los que hacen dieta en guerreros, educadores, comunicadores y visionarios.

La dieta para bajar de peso de Gwen Shamblin aconseja utilizar la espiritualidad para evitar el exceso en el comer; *Fit for life* de Harvey y Marilyn Diamond recomienda comer alimentos en combinaciones específicas a ciertas horas del día; y el libro de Suzanne Somers *Somercizing* implica combinaciones muy específicas de alimentos así como la eliminación de azúcares y alcohol. Ya capta la idea.

Dietas de alimentos preparados

Algunas personas tienen dificultad para imaginarse cómo se supone que deben comer para bajar de peso. Además, su vida ajetreada puede impedir la preparación de alimentos o inclusive no dejar intentar nuevas recetas. En esos casos, puede llamar a las compañías que arreglan todo para usted. Sin embargo, recuerde que estos proveedores pueden ser costosos. Algunos ejemplos:

Jenny Craig

Este plan se inició en 1983 proporcionando a los clientes alimentos congelados. A partir de entonces, la compañía se ha diversificado en libros de cocina y programas que alientan a los clientes a hacer selecciones de comidas con alimentos disponibles, así como un programa para la casa para los que no viven cerca de uno de sus centros. Jenny Craig alienta también la reducción de peso a largo plazo a través del ejercicio, reducción del estrés y apoyo individual.

El alimento es enviado de un día para otro. Pueden recibir consultas personales por teléfono. Usar alimentos congelados es cómodo, y los alimentos contienen la proporción adecuada de grasas, carbohidratos y proteínas — todos los nutrientes necesarios.

NutriSystem

NutriSystem también entrega alimentos congelados a domicilio por un precio establecido por semana. Usted selecciona lo que quiere para cada comida, así como siete postres o bocadillos semanalmente. Los alimentos son preparados en porciones en bajas calorías que NutriSystem estima óptimos para vitaminas, minerales y otros nutrientes. Puede seleccionar entre los productos adicionales alternativos de NutriSystem, como aderezos de ensaladas, gelatinas, galletas, panecillos, refrescos y leche descremada.

Programas en grupo comerciales

Inclusive cuando decide que la mejor forma de bajar de peso viene de consumir alimentos bajos en calorías en cantidad moderada y agregando actividad física a la vida, no tiene que hacerlo solo. Algunos programas en grupo comerciales pueden apoyar los esfuerzos, proporcionándole planes de alimentación, recomendaciones de ejercicio y reforzamiento de otros que se encuentran en el mismo camino.

Aun cuando algunos de estos enfoques dietéticos inspiran camaradería, son diferentes de las dietas de moda en lo que recomiendan. No encontrará combinaciones raras de alimentos o consumos gravosos de cualquier artículo, por ejemplo. No podrá comer toda la carne y queso que quiera, pero no se enfermará a la vista de la sopa de col tampoco.

Presentamos una muestra de programas en grupo que pueden ayudarlo a hacer la clase de cambios del estilo de vida que finalmente lo recompensarán con un peso saludable que pueda mantener:

Weight Watchers

Desde su fundación en 1963, *Weight Watchers* ha ayudado a millones de personas en todo el mundo en la búsqueda de perder los kilogramos no deseados. Actualmente más de 1 millón de miembros tienen reuniones cada semana en todo el mundo.

Weight Watchers cree en un programa de manejo saludable e integral del peso que incluye planes para alimentos, actividad y modificación del comportamiento. Una vez que se une a ellos, asiste a una reunión semanal para pesarse, recibir información o una sesión de actividad y conversaciones de apoyo.

El programa implica un enfoque de 3 pasos que comprende los alimentos que consume, los niveles de actividad y el uso de estrategias específicas que favorecen el peso saludable a largo plazo. No hay medidas ni cuentas complicadas o alimentos prohibidos.

El enfoque inicial es una reducción del 10 por ciento del peso. Una vez que alcanza esta meta, recibe instrucciones y aliento para seguir bajando de peso. Eventualmente llega al peso saludable, y el enfoque pasa al mantenimiento.

TOPS Club, Inc.

Este grupo se inició en 1948 y tiene ahora 275 000 miembros en 11,000 capítulos en Estados Unidos y en 20 países extranjeros. Como grupo de apoyo, TOPS no le dice qué alimentos comer o cuánto consumir, ni vigila los niveles de ejercicio. Es un grupo no lucrativo, no comercial, dirigido únicamente por voluntarios.

Unirse o no unirse

¿Cómo puede decidir si un plan de dieta es adecuado para usted? Un programa responsable y seguro de reducción de peso debe incluir estos cinco atributos:

1. **Seguridad.** Aunque un plan de manejo de peso puede ser bajo en calorías, debe incluir todas las recomendaciones diarias de consumo (RDA) de vitaminas, minerales y proteínas.
2. **Cambios lentos pero seguros.** Debe bajar de peso en una forma gradual pero constante, a menos que el médico considere que se beneficie con una reducción más rápida de peso. Con muchas dietas restringidas en calorías, puede bajar rápidamente las primeras dos semanas, pero después debe esperar bajar de medio a un kilogramo (1 a 2 libras) por semana.
3. **Participación del médico.** Si planea bajar más de 7.5 a 10 kg (15 o 20 libras), tiene algún problema de salud o toma medicinas regularmente, consulte al médico. Él sabe si el programa de reducción de peso que usted tiene en mente es el adecuado, y cuánto peso puede bajar sensiblemente.
4. **Ayuda para cambiar el estilo de vida.** El programa de reducción de peso le enseña como cambiar permanentemente los hábitos alimentarios y el nivel de actividad física. Bajar de peso no tiene objeto si no puede mantener la reducción.
5. **Información de los costos.** Debe conocer exactamente cuánto costará el programa, con una declaración detallada de los honorarios y gastos de artículos adicionales, como los suplementos alimenticios.

Las reuniones semanales empiezan pesándose confidencialmente, luego incluyen un programa de un líder o miembro de TOPS, o tal vez un médico, nutriólogo, psicólogo o algún otro experto. Los participantes pueden compartir posteriormente los éxitos y retos en sesiones.

Antes de empezar, TOPS le recomienda ver al médico para los planes de alimentación y ejercicio, así como para un objetivo apropiado de peso. El grupo no recomienda intercambio de planes dietéticos y publica una guía de estilo de vida saludable que incluye una descripción completa de la forma de usar el plan. La membresía anual incluye una revista mensual entregada en su domicilio.

Info Vínculo
Para mayor información consulte nuestra página en Internet y busque con las palabras: *Food & Nutrition Center*. Ésta es nuestra dirección en Internet:
http://www.MayoClinic.com

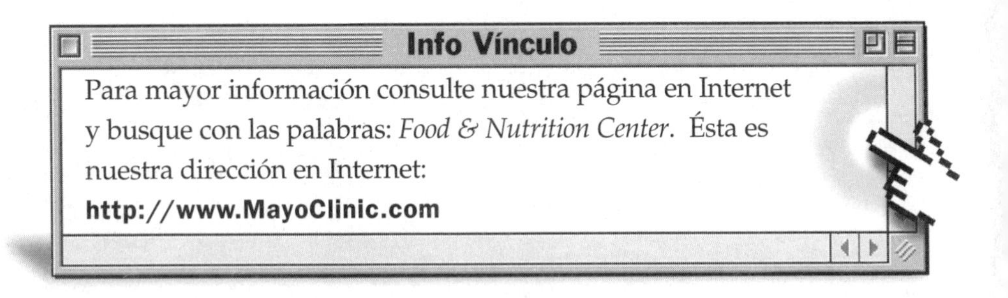

Comedores Compulsivos Anónimos (OA por sus siglas en inglés)

¿Come en exceso compulsivamente? De acuerdo con OA, se encuentra en la mejor posición para decidir si su forma de comer está fuera de control. Si el alimento se ha vuelto inmanejable, OA puede ayudar. Éste es un programa diseñado para gente que considera que se está recuperando de comer compulsivamente. El enfoque es idéntico al de Alcohólicos Anónimos, con 12 pasos y 12 tradiciones. Su objetivo es ayudar a los miembros a evitar comer compulsivamente y ofrecer ayuda a otros que "todavía sufren".

OA no toma ninguna posición en aspectos no relacionados con el exceso en la comida. No está afiliada a grupos privados o públicos, ideologías o doctrinas. El grupo es autosuficiente, apoyándose en las contribuciones de los miembros — no hay honorarios o cuotas. No se solicitan ni se aceptan donaciones de quienes no son miembros.

Ahora es el momento

Si tiene un trastorno de la comida (vea página 35), o si está clínicamente deprimido, el tratamiento por un profesional de salud mental puede ser beneficioso. Pida una referencia al médico. Algunos de estos profesionales se especializan en tratar a las personas con problemas de peso o de comida.

Independientemente del camino que tome en el viaje hacia un peso saludable, es importante empezar ahora. Determine el plan de alimentación que funcione a largo plazo, decida la actividad que quiere realizar e identifique el sistema de apoyo que lo ayudará a mantenerse en el camino cuando haya dificultades.

Los beneficios de vivir con un peso saludable son numerosos. Se verá mejor. Se sentirá mejor. Y probablemente vivirá más también. No tiene que seguir una dieta de reducción de peso. Tiene que cambiar su vida.

Parte 3

Cuando necesita más ayuda

Capítulo 12
Medicamentos para bajar de peso 175

- ¿Quién es candidato? 176
- Medicamentos populares de prescripción 178
- Medicamentos populares que se venden sin receta 180
- ¿Necesita un suplemento vitamínico? 183

Capítulo 13
Cirugía para bajar de peso 185

- ¿Es la cirugía adecuada para usted? 186
- Cómo funciona el sistema digestivo 187
- Opciones para considerar 188
- Efectos secundarios de la cirugía 192
- Haciendo ajustes 193
- Se necesita más que cirugía 193

Apéndice
Recetas en las que puede confiar 195

- Mezcla de jugos 196
- Pollo provenzal con hinojos 196
- Tortilla de huevo y espinacas 197
- Arroz silvestre y ensalada de pollo 198
- Hongos y tofu fritos estilo Thai 199
- Sopa de zanahorias con jengibre 199

Capítulo 12

Medicamentos para bajar de peso

Mensajes para llevar a casa

- **La dieta y la actividad física son la clave para una reducción de peso saludable, inclusive con medicamentos para bajar de peso**
- **Algunos medicamentos no son eficaces para bajar de peso y no deben usarse**
- **Los medicamentos tienen riesgos así como beneficios potenciales**
- **Consulte al médico o dietista antes de tomar un medicamento**

Los medicamentos más nuevos para bajar de peso son como el sueño de los que siguen una dieta. Uno lo hace sentir satisfecho antes que haya comido mucho. Otro bloquea la capacidad de su cuerpo para absorber casi una tercera parte de la grasa que consume. Pero los medicamentos para bajar de peso no son para todos los que tienen sobrepeso. De hecho, en la Clínica Mayo generalmente se reservan para personas con problemas de salud relacionados con el peso, como hipertensión, colesterol alto o diabetes.

Es mejor bajar de peso con una dieta saludable y ejercicio regular. Algunas personas, sin embargo, tienen limitaciones físicas que les impiden hacer ejercicio. Otras necesitan una ayuda extra para reducir el consumo de calorías. Si es una de las personas que parecen no poder bajar de peso, o si el exceso de peso ha producido problemas médicos —que pueden mejorar o inclusive eliminarse bajando de peso— las medicamentos pueden ayudarle.

Típicamente, los medicamentos de prescripción más populares —combinados con menos calorías y más actividad— pueden ayudar a bajar de peso entre 5 y 10 por ciento del peso corporal total en un año. La reducción máxima de peso generalmente se observa después de seis meses. Sin embargo, muchas personas recuperan parte de ese peso al segundo año. Además, la eficacia y seguridad de la mayoría de los medicamentos populares de prescripción no se ha probado más allá de dos años. Son los cambios en la alimentación y en la actividad los que finalmente reducen el peso y mejoran la salud. Los medicamentos deben verse como un instrumento para ayudar a hacer cambios en la dieta, no como la respuesta al problema.

¿Quién es candidato?

Los médicos destacan que los medicamentos para bajar de peso no son para uso casual, para bajar unos cuantos kilogramos. Más bien estos medicamentos son apropiados para las personas con sobrepeso moderado y obesas que tienen complicaciones de salud relacionadas con el peso y que están en un programa de manejo de peso que enfatiza la nutrición saludable y la actividad física.

El principal objetivo al usar medicamentos para bajar de peso es mejorar la salud, no la apariencia. Hay riesgos con cada medicamento que se utiliza, y los médicos quieren estar seguros que los beneficios potenciales exceden a los riesgos.

Si es uno de los varios millones de personas con sobrepeso y complicaciones médicas, inclusive una modesta reducción de peso puede mejorar la salud en muchas formas, incluyendo la disminución de la presión arterial, el colesterol y el nivel de azúcar en la sangre si tiene diabetes.

No hay evidencia apremiante que sugiera que el uso de medicamentos para bajar de peso en personas con sobrepeso sanas por lo demás pueda prevenir las complicaciones relacionadas con el peso, mejorar el pronóstico a largo plazo, o inclusive llevar a reducción de peso más de dos años.

Si es de los que pueden beneficiarse con medicamentos para bajar de peso, probablemente necesite tomarlos indefinidamente. Muchos estudios muestran que cuando se suspende el tratamiento, generalmente se recupera gran parte o todo el exceso de peso. El dilema de tomar los medicamentos indefinidamente es que la mayoría de los medicamentos de prescripción utilizados frecuentemente son tan nuevas que no se conocen los efectos a largo plazo.

En general los médicos lo consideran candidato para una tratamiento con medicamentos únicamente si el índice de masa corporal (IMC) es mayor de 27 y se encuentran presentes otras complicaciones médicas de la obesidad. Exactamente cuántos kilogramos de so-

Una medicina que ya no se usa más

Hasta el otoño de 1997, una de las prescripciones más populares para bajar de peso era una combinación de supresores del apetito conocida cono fen-phen (fenfluramina y fentermina). El año anterior, los médicos de Estados Unidos escribieron 18 millones de recetas de fen-phen.

Esta combinación de medicinas suprimía el apetito y ayudaba a mucha gente a bajar de peso. Pero en julio de 1997, La Clínica Mayo y MeritCare, una clínica de Fargo, N.D., publicaron que algunas personas que recibían esta combinación de medicamentos estaban presentando problemas poco usuales en las válvulas cardíacas.

En su estudio, 24 mujeres que tomaban la combinación de medicamentos y que no tenían antecedentes de enfermedad cardíaca, tuvieron problemas valvulares. Cinco requirieron cirugía. Las válvulas se engrosaron y se cubrieron con una placa blanca. Como resultado, las válvulas dañadas permitían que se regresara sangre a través de ellas, forzando al corazón a trabajar más. Posteriormente, los datos proporcionados por la Administración de Alimentos y Medicamentos (FDA) mostraron que hasta 30 por ciento de las personas que usaban esta combinación podían tener anormalidades en las válvulas cardíacas, aunque no presentaran síntomas.

Basándose en esta información y a solicitud de la FDA, los fabricantes de la fenfluramina y dexfenfluramina retiraron voluntariamente estos medicamentos del mercado en septiembre de 1997. La evidencia sugirió que la fenfluramina, y no la fentermina, era el origen del problema. Ninguna evidencia directa señaló a la fentermina, que todavía está disponible con receta. La fentermina se aprobó originalmente para uso únicamente tres meses. Su seguridad y eficacia a largo plazo no han sido estudiadas cuidadosamente.

Estudios posteriores sugirieron que la enfermedad valvular cardíaca afecta aproximadamente a una de cada cuatro personas que toman los medicamentos. Un estudio de la Clínica Mayo informó que el daño puede no ser permanente — por lo menos en algunas personas con afección leve. En estas personas, las anormalidades mejoran o desaparecen con el tiempo después de descontinuar las medicinas. Si usted recibió fenfluramina o dexfenfluramina, vea a su médico para discutir posibles recomendaciones.

brepeso, depende de la estatura, ya que el IMC se calcula con la proporción entre el peso y la estatura. (Ver página 16). Pero para las personas de estatura promedio (unos 1.77 m para los hombres y 1.67 m para las mujeres) es aproximadamente de 9 a 13.5 kilogramos de sobrepeso.

Inclusive si califica para bajar de peso con medicamentos, los medicamentos pueden no funcionar para usted. Los estudios sugieren que si no baja por lo menos 1.8 kg en el primer mes con un determinado medicamento, probablemente no le ayude. En ese caso, su médico probablemente suspenderá el medicamento y tal vez intente otro.

Medicamentos populares de prescripción

Los médicos actualmente prescriben en general uno o dos medicamentos para bajar de peso. Estos medicamentos funcionan en forma diferente y tienen diferentes efectos secundarios. Pero en general, ambos parecen seguros y moderadamente eficaces por lo menos un año o dos. Se están realizando estudios para determinar la seguridad y eficacia después de este tiempo.

El medicamento 'Me siento lleno'

El primer medicamento para bajar de peso aprobado por la Administración de Alimentos y Medicamentos (FDA por sus siglas en inglés) después que los medicamentos populares fenfluramina y dexfenfluramina fueron retiradas del mercado en 1997 fue sibutramina. Aunque este nuevo medicamento no parece disminuir el apetito, modifica la química del cerebro — afectando sobre todo la serotonina y la norepinefrina — haciéndolo sentir lleno más rápidamente.

Generalmente la sibutramina se toma una vez al día con un vaso lleno de agua, con o sin alimento. La dosis recomendada es de 10 miligramos, aunque el médico puede decirle que tome 5 miligramos si 10 miligramos son demasiado para su tolerancia, o 15 miligramos si la dosis de 10 miligramos no funciona. Aunque es fácil de tomar y generalmente ayuda a bajar más de peso que con dieta y ejercicio solos, no es un producto mágico. En un estudio de un año, los que recibieron sibutramina disminuyeron un promedio de 3 a 4.5 kg más que los que simplemente siguieron una dieta baja en calorías y recibieron placebo. Sin embargo, esta cantidad adicional de reducción de peso puede mejorar el control de algunos trastornos de la salud asociados a la obesidad, como la diabetes.

La sibutramina no está desprovista de riesgos. Puede causar un pequeño incremento de la presión arterial. En algunas personas el incremento puede ser lo suficientemente alto para justificar suspender el medicamento. Por ello, sibutramina no se recomienda en personas con presión arterial elevada no controlada, enfermedad cardiaca, latidos cardiacos irregulares o antecedentes de ataque cerebral. Y si toma sibutramina, la FDA recomienda que vigile cuidadosamente la presión arterial. Además, no debe tomar el medicamento si está embarazada o durante la lactancia, porque no se sabe si puede perjudicar al bebé.

Los efectos secundarios más frecuentes observados durante el tratamiento con sibutramina son dolor de cabeza, resequedad de la boca, estreñimiento e insomnio.

El bloqueador de grasa

En abril de 1999, la FDA aprobó un medicamento llamado orlistat, la primera de una nueva clase de medicamentos para bajar de peso. A diferencia de otros medicamentos que funcionan a través del sistema nervioso central, orlistat actúa únicamente en el tracto digestivo y sale del cuerpo sin absorberse.

Orlistat bloquea las enzimas naturales necesarias para digerir la grasa de los alimentos que come. Por lo tanto, así como la fibra de los granos y verduras pasa completamente por el sistema digestivo sin digerirse, así sucede con un 30 por ciento de la grasa que come cuando toma orlistat. La dosis recomendada es de 120 miligramos hasta tres veces al día, con alimentos que contienen grasa.

Sin embargo, el promedio de reducción de peso es modesto — y similar a lo que se esperaría con sibutramina. En estudios clínicos, la mayoría de los pacientes que siguieron dietas bajas en calorías y tomaron orlistat durante un año disminuyó entre 5 y 10 por ciento del peso inicial. En un estudio de 1 año en pacientes que siguieron una dieta baja en calorías, los que recibieron orlistat disminuyeron un promedio de 10 kg. Los que recibieron placebo disminuyeron 5.8 kg. Los estudios con duración de dos años, sin embargo, muestran que una cuarta parte a una tercera parte de la reducción de peso del primer año generalmente se recupera el segundo año. Pero, la reducción global de peso es a menudo suficiente para mejorar la salud.

Debido a que el medicamento no se absorbe en el cuerpo, evita efectos secundarios potencialmente serios como enfermedad de las válvulas cardiacas. Los efectos secundarios generalmente se limitan al sistema digestivo y a menudo son temporales:

- Salida o manchado rectal aceitoso
- Flatulencia con descarga
- Evacuaciones repentinas, creando una sensación de urgencia
- Heces grasosas o aceitosas

Estos problemas afectan a 1 de cada 5 personas que reciben orlistat, pero los síntomas son generalmente leves. Mientras más grasa consume, más síntomas tiene. Los estudios muestran que hacia el segundo año, y a menudo mucho antes, los síntomas han desaparecido. En cierta forma, los síntomas pudieran haber añadido beneficios porque puede desalentarlo de comer alimentos grasos.

Puesto que orlistat bloquea la absorción de algunos nutrientes, el médico puede recomendarle que tome también multivitaminas con vitaminas liposolubles A, D, E y K. Deben tomarse dos horas antes o dos horas después de orlistat.

Medicamentos populares que se venden sin receta

Los productos para la dieta que se pueden obtener sin receta son un éxito enorme — para las compañías que los manufacturan. Las ventas han ascendido constantemente, creando una industria de casi 6 000 millones de dólares. Desafortunadamente no puede confiar en que esas ayudas para la dieta aligeren nada, excepto su cartera. Y lo que es peor, algunos medicamentos de venta sin receta para la dieta pueden hacer más daño que beneficio.

La mayoría de estos productos para reducir de peso promete ayudarlo a deshacerse de kilogramos aumentando el metabolismo o suprimiendo el apetito. Los efectos secundarios, sin embargo, pueden ser peligrosos. Y la reducción de peso casi siempre es temporal.

Presentamos algunas de los medicamentos de venta sin receta de dieta más populares y lo que hacen y no hacen.

Efedrina

Uno de los productos de venta sin receta para bajar de peso más populares es Metabolife, un suplemento alimenticio de hierbas que ganó 600 millones de dólares en ventas en 1998. Productos similares son Metab-O-LITE y MetaboMax, pero el principal ingrediente de todos estos es la efedrina, que deriva de la planta efedra o que puede obtenerse sintéticamente.

La efedrina se ha utilizado en la medicina desde hace mucho tiempo para el asma, y también se ha utilizado para hacer droga para venderse en la calle (metanfetamina), conocida comúnmente como *speed.*

Este medicamento puede suprimir ligeramente el apetito. También puede producir elevación de la presión arterial, irregularidades de la frecuencia cardiaca, insomnio, nerviosismo, temblor, convulsiones, ataques cardiacos, ataques cerebrales y muerte.

Aunque la FDA ha recibido cientos de informes de efectos adversos de la efedrina, incluyendo muertes, los suplementos de dieta de hierbas no son clasificados como medicamentos, por lo que la FDA no tiene facultad para aprobarlos o retirarlos, como lo hace con los medicamentos. Por seguridad, la FDA ha propuesto limitar la efedrina a menos de 8 miligramos por ración en un producto y limita el uso a no más de siete días, lo que la hace inútil como ayuda para la dieta.

Inclusive si Metabolife u otros productos que contienen efedrina lo ayudaran a bajar de peso, tendría que continuar consumiendo el producto para mantener el peso. La seguridad a corto plazo de la efedrina es cuestionable con este propósito, y los efectos a largo plazo se desconocen.

Chitosán

Éste es un suplemento dietético hecho de chitina, un almidón encontrado en el esqueleto de camarones, cangrejos y otros mariscos. Debido a que el chitosán no es digerido, pasa a través del tracto intestinal sin absorberse, por lo que no añade calorías. La naturaleza química del chitosán hace que se una a productos grasos que come, eliminando parte de esta grasa del cuerpo en lugar de permitir que se absorba. Sin embargo, un estudio no encontró mayor pérdida de peso con chitosán que con placebo.

Ácido hidroxicítrico

Un ingrediente común en los productos de hierbas para bajar de peso, el ácido hidroxícitrico (HCA), deriva de una planta nativa de India: *Garcinia cambogia.* Los nombres comerciales populares de esta hierba incluyen Citrus Slim Gum, CitriMax y CitraLean. Un estudio en *Journal of the American Medical Association* en 1998 encontró que la hierba no es eficaz para bajar de peso. En este estudio, las personas que recibieron HCA y siguieron una dieta baja en calorías no bajaron más de peso que la gente que siguió la misma dieta y recibió un placebo. De hecho, los pacientes que recibieron placebo bajaron un poco más de peso.

Planta de San Juan

Ésta es una medicina de hierba derivada de la planta *Hypereicum perforatum.* Estudios europeos sugieren que puede funcionar para aliviar la depresión. Pero la FDA dice que este medicamento no ha comprobado ser seguro o eficaz para bajar de peso, y puede interactuar con algunos medicamentos de prescripción.

5-hidroxi-L-triptofano (5-HTP)

Vendido con los nombres comerciales de Batrol, Natural Balance y Solaray, este extracto de una semilla de planta contiene un contaminante relacionado con un trastorno de la sangre raro y potencialmente mortal. Químicamente, el 5-HTP está estrechamente relacionado con el L-triptofano, un suplemento dietético retirado del mercado en 1990 después que los investigadores encontraron el mismo contaminante que ha sido descubierto en el 5-HTP.

Hierbas laxantes y diuréticos

Hacen que se pierda agua, y por lo tanto peso, pero no grasa. Pueden disminuir los niveles de potasio y causar problemas cardiacos y musculares. Además, si usa laxantes demasiado a menudo, las evacuaciones empiezan a depender de ellos.

Cafeína

Unos cuantos estudios indican que las personas que hacen ejercicio y siguen una dieta baja en grasa y consumen grandes cantidades de cafeína o de otros estimulantes pueden aumentar ligeramente la reducción de peso. Pero tomada en grandes dosis, la cafeína puede causar temblores, irritabilidad, insomnio y elevación de la presión arterial. Si se combina con otros estimulantes, como la efedrina, los efectos secundarios pueden ser más serios.

Supresores del apetito

Los supresores del apetito contienen clorhidrato de fenilpropanolamina, un estimulante utilizado en los medicamentos para la tos y la gripe. Estos medicamentos probablemente son seguros, a menos que tenga hipertensión o problemas cardiacos, pero tiene que controlar el apetito una vez que deja de tomarlos. De otro modo, recupera la pequeña cantidad de peso que bajó, si es que bajó algo.

Piruvato

Este suplemento dietético popular para bajar de peso puede tener un efecto ligero para ayudarle a disminuir algunos kilos, de acuerdo con estudios en el *American Journal of Clinical Nutrition*. El piruvato, en la forma de ácido pirúvico, se encuentra en varios lugares.

Se forma en el cuerpo durante la digestión de los carbohidratos y proteínas. También está en varios alimentos, como manzanas rojas, queso y vino tinto. El piruvato parece seguro, pero su pretensión de aumentar el metabolismo, disminuir el apetito y reducir el peso necesitan más estudio.

Una palabra de precaución

Las personas tienden a tomar a los medicamentos que se venden sin receta y las hierbas con menos seriedad que los medicamentos de prescripción, y a menudo toman demasiado o las mezclan con otros medicamentos. Además, debido a que la manufactura de hierbas no está regulada por la FDA, no puede estar seguro de lo que obtiene.

Si tiene problemas por el peso o tiene un trastorno médico agravado por el peso, hable con el médico. Tanto si tiene usted 2 o 45 kg que bajar, tiene que comer adecuadamente y practicar ejercicio para controlar el peso. Los medicamentos de dieta que se venden sin receta sólo pueden ayudarle a corto plazo, y con una reducción temporal del peso — si es que le ayudan. Estos productos de dieta son más perjudiciales que útiles.

¿Necesita un suplemento vitamínico?

La mejor forma de obtener las vitaminas y minerales que necesita es a través de una dieta nutricionalmente balanceada. Un suplemento vitamínico puede ser apropiado si:

- **Está en una dieta muy baja en calorías.** Si come menos de 1,000 calorías al día, puede necesitar un suplemento. Recuerde: una dieta muy baja en calorías limita los tipos y cantidades de alimentos que usted come y, a su vez, los tipos y cantidades de nutrientes que recibe. No siga una dieta muy baja en calorías sin la ayuda del médico.
- **Está en una dieta especial.** Si la dieta tiene una variedad limitada debido a intolerancia o alergia a alimentos, puede necesitar un suplemento. Si es un vegetariano que elimina todos los productos animales de la dieta, puede necesitar vitamina B-12 adicional. Además, si no consume productos lácteos y no se expone 15 minutos al sol en las manos y en la cara diariamente, puede necesitar complementar la dieta con calcio y vitamina D.
- **Tiene 65 años de edad o más.** Al avanzar la edad, los problemas de salud pueden contribuir a una dieta deficiente, hacien-

do difícil que obtenga las vitaminas y minerales que necesita. Puede perder el apetito. La capacidad para saborear y oler los alimentos puede estar disminuida. La depresión o los problemas con las dentaduras pueden inhibir también la comida. Además, el cuerpo puede no absorber las vitaminas B-6, B-12 y D como antes.

- **Si ya no tiene periodos menstruales.** En la menopausia puede ser difícil que una mujer obtenga las cantidades recomendadas de calcio y vitamina D sin suplementos. El calcio y la vitamina D pueden ayudar a prevenir la osteoporosis.
- **No come bien.** Si come a solas puede no comer lo suficiente de las clases adecuadas de alimentos.
- **Fuma o masca tabaco.** El uso de productos de tabaco disminuye el nivel de vitaminas (especialmente vitamina C) y otros nutrientes en su sangre y tejidos.
- **Consume alcohol excesivamente.** El alcohol puede alterar la digestión y absorción de tiamina, folato y vitaminas A, D y B-12. Consumir alcohol en exceso es beber más de una bebida al día si no está embarazada, y más de dos al día si es hombre.
- **Está embarazada o lactando.** Necesita más ácido fólico y hierro si está embarazada o en la lactancia. Empiece los suplementos antes de embarazarse.

Info Vínculo

Para mayor información consulte nuestra página en Internet y busque en las palabras: *medications for obesity*. Ésta es nuestra dirección en Internet:

http://www.MayoClinic.com

Capítulo 13

Cirugía para bajar de peso

Mensajes para llevar a casa

- **Si es sumamente obeso y nada lo ha ayudado a bajar de peso...**
- **Si tiene problemas médicos que la reducción de peso puede ayudar a resolver...**
- **Si está dispuesto a manejar cambios sustanciales en el estilo de vida...**
- **Si entiende claramente los riesgos...**
- **Entonces considere la cirugía para bajar de peso.**

La cirugía no es una solución fácil para los problemas de peso, pero algunas veces puede hacer lo que el ejercicio y una dieta saludable no pueden. La cirugía para bajar de peso generalmente se reserva para las personas sumamente obesas que tienen problemas de salud como resultado del peso.

La cirugía más frecuente para bajar de peso hace dos cosas. Primero, bloquea parte del estómago, limitando la cantidad que puede comer. Segundo, tiende a evitar que coma dulces ricos en calorías por un efecto secundario conocido como síndrome de vaciamiento rápido. Beber un refresco con el estómago vacío, por ejemplo, puede hacer que el líquido pase demasiado rápidamente a través de su sistema digestivo, causando náusea, sudoración y temblor — síntomas del síndrome de vaciamiento rápido.

La cirugía sola no resolverá el problema de peso. Pero si está comprometido a bajar de peso y la cirugía se acompaña de una dieta saludable, ejercicio y una visión positiva, tiene una excelente probabilidad de bajar gran parte de exceso de peso — y mantenerlo. Un estudio informa que tres años después de la cirugía, casi tres de cada cuatro pacientes habían bajado por lo menos la mitad del exceso de peso.

¿Es la cirugía adecuada para usted?

Si ha intentado bajar de peso pero sigue siendo sumamente obeso y tiene problemas de salud relacionados con el peso, la cirugía puede ser el paso siguiente.

Pero primero querrá asegurarse que ha hecho todos los esfuerzos posibles y cambiar los hábitos alimentarios y cualquier estilo de vida que hayan contribuido al aumento de peso. La cirugía no los reemplaza. De hecho, el éxito de la cirugía depende por lo menos en parte del compromiso en seguir cuidadosamente las guías que se le proporcionan respecto de la selección de alimentos y al ejercicio.

Por estas razones los candidatos para cirugía se reúnen con trabajadores de la atención de la salud de varias disciplinas. Un médico nutriólogo valora la necesidad de cirugía, le explica la forma en que la cirugía cambiará el modo en que el cuerpo recibe y maneja los nutrientes que necesita, y discutirá con usted la importancia de seguir cuidadosamente las guías nutricionales que reciba. El médico arreglará también un programa de monitorización a largo plazo que necesitará después de la cirugía. Un nutriólogo lo ayudará a hacer selecciones saludables de alimentos antes y después de la cirugía. Un psicólogo discutirá los problemas sociales y psicológicos que pueda encontrar, y lo ayudará a hacer los cambios en el estilo de vida que estimulan el ejercicio y una alimentación saludable.

Un cirujano lo valorará como candidato quirúrgico. Si es un candidato, se programará la cirugía. Inclusive después de la cirugía continuará reuniéndose con los profesionales de atención de la salud por lo menos cada tres meses el primer año, y después cada año por lo menos, para que puedan ayudarlo a hacer los cambios necesarios en su vida.

Puede ser un candidato para cirugía si está en ambas de las siguientes dos categorías:

Índice de masa corporal por arriba de 40

El médico puede considerar cirugía si el índice de masa corporal (IMC, vea página 16) está por arriba de 40, indicación de que es sumamente obeso. Exactamente cuánto sobrepeso representa depende del índice entre el peso y la estatura. Un hombre de estatura promedio generalmente llega a un IMC de 40 cuando pesa 127 kilogramos.

Para las mujeres son aproximadamente 109 kg (para calcular su IMC, vea la página 16).

Problemas de salud relacionados con el peso

Los médicos de la Clínica Mayo generalmente no practican cirugía simplemente porque tiene usted un IMC por arriba de 40, a menos que tenga alto riesgo de ciertos problemas de salud basados en el estilo de vida o historia médica familiar. Debe tener también un problema de salud relacionado con el peso que tenga probabilidades de mejorar una vez que ha bajado de peso. El peso excesivo puede producir muchos problemas médicos, incluyendo presión arterial elevada, enfermedad cardiaca, diabetes, enfermedad articular degenerativa, y apnea obstructiva del sueño, que hace que deje de respirar temporalmente pero repetidamente en la noche, despertándolo de un sueño profundo y dejándolo cansado durante el día.

En algunos casos los médicos de la Clínica Mayo llevan a cabo cirugía si el IMC es de 35, si los problemas de salud lo justifican. Algunos centros de atención de la salud practican la cirugía inclusive si no tiene problemas de salud relacionados con el peso —si tiene un IMC por arriba de 40— por los problemas potenciales de salud que pueden evitarse con la cirugía.

Cómo funciona el sistema digestivo

Una vez que comprende cómo funciona el sistema digestivo, es más fácil ver cómo puede ayudar la cirugía a bajar de peso. Después de masticar y deglutir el alimento, los músculos del esófago lo impulsan al estómago, que puede contener aproximadamente un litro y medio de alimento a la vez. Los jugos digestivos y la acción de los músculos del estómago degradan el alimento hasta una mezcla en su mayoría líquida.

El contenido del estómago es entonces gradualmente liberado a través de una pequeña abertura (la válvula pilórica) al intestino delgado, que tiene aproximadamente 5 metros de longitud. Aquí es donde la mayoría de nutrientes del alimento se absorbe y pasan a la corriente sanguínea.

Después que los residuos de los alimentos pasan a través del intestino delgado, entran al intestino grueso —colon— que elimina las partículas no digeridas y no absorbidas y otros productos de desecho del cuerpo.

Opciones para considerar

A partir de 1950, cuando empezó la cirugía para la obesidad, los médicos han empleado varias operaciones para conseguir la reducción de peso. Actualmente, las operaciones más frecuentes pertenecen a una de dos categorías.

La primera usa una banda o grapas para crear una pequeña bolsa en la parte superior del estómago a donde llega el alimento del esófago. La bolsa puede contener sólo aproximadamente 28 a 57 g de alimento, aunque pueden expandirse posteriormente a varios gramos. Después de la operación, puede comer sólo pequeñas porciones de alimento a la vez sin sentir náusea o molestias.

El segundo tipo de cirugía también crea una pequeña bolsa, pero añade una derivación alrededor de parte del intestino delgado. Esta cirugía hace una doble tarea. Reduce lo que puede comer, y reduce las calorías que absorbe el cuerpo.

Aquí presentamos algunas de las operaciones específicas, que representan estas dos categorías:

Derivación del intestino delgado

Éste es un ejemplo de la segunda categoría de cirugía. También llamada derivación yeyunoileal, ésta fue la primera operación para la obesidad. Esta cirugía lleva el alimento a través de una derivación del estómago al colon, sin pasar por la mayor parte del intestino delgado. Como resultado, la mayoría de alimento que come nunca está en contacto con el área de absorción del intestino, por lo que casi toda la nutrición se pierde.

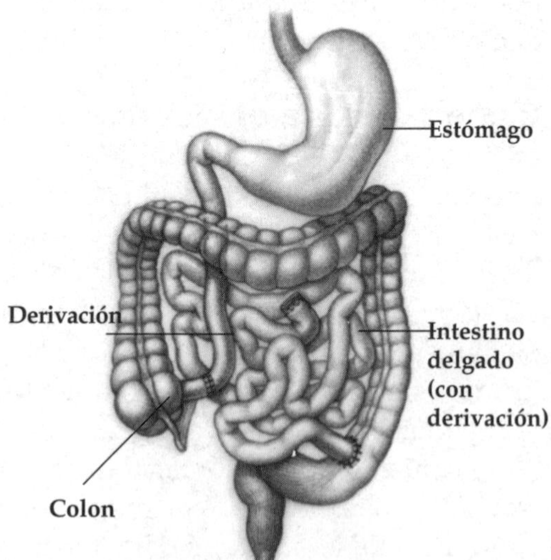

Una pequeña operación de *bypass* del intestino delgado (*bypass* yeyunoileal) envía el alimento desde la derivación en el estómago hasta el colon. Si le hicieron esta operación pasada de moda y le ha provocado problemas médicos serios relacionados con esta intervención, consulte al médico acerca de revertirla.

Las personas bajan una gran cantidad de peso con esta cirugía, pero muchos presentan también complicaciones severas: insuficiencia hepática, artritis, cálculos renales y diarrea severa. Por esta razón, ya no se practica esta operación. Muchos médicos recomiendan que las personas en quienes se practicó esta operación, se deshaga si tienen complicaciones activas.

Partición gástrica

También conocida como engrapado gástrico, ésta es una operación que divide el estómago en una bolsa pequeñita superior y una bolsa grande inferior.

En una de las técnicas, el cirujano usa una engrapadora quirúrgica para aplicar una hilera horizontal de grapas, dividiendo el estómago en dos secciones. El cirujano deja una abertura del tamaño de una moneda de diez centavos entre las dos secciones. Aunque éste es un procedimiento más rápido y ligeramente más seguro que algunas operaciones más comunes, la reducción de peso ha sido decepcionante. Esto se debe probablemente a que la abertura entre las dos bolsas del estómago se dilata gradualmente y se hace más grande, anulando el propósito de la operación. La mayoría de cirujanos ya no practica esta cirugía.

Otra técnica, especialmente popular en Europa, es llamada banda gástrica. El cirujano usa una banda en lugar de grapas para dividir el estómago en dos partes. Esta banda se envuelve alrededor de la parte superior del estómago y se aprieta como un cinturón, creando un canal pequeñito entre las dos bolsas. La banda ayuda a evitar que la abertura se expanda. Los cirujanos pueden practicar este procedimiento con pequeñas incisiones a través de un laparoscopio, un tubo a través del cual pueden insertar delgados instrumentos. Una cámara diminuta en la punta del endoscopio permite a los cirujanos ver en el interior. Muchos médicos en Estados Unidos tienen reservas respecto de los efectos a

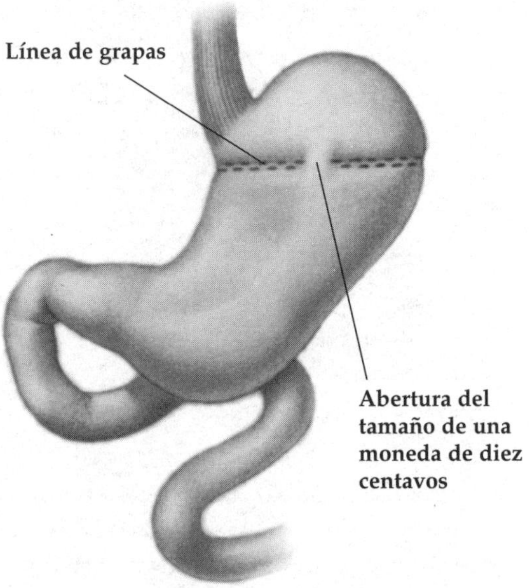

La partición gástrica (engrapado gástrico) divide horizontalmente el estómago en una bolsa superior pequeña y en una bolsa inferior más grande, dejando una pequeña abertura entre las dos.

largo plazo de esta cirugía, y no practican actualmente el procedimiento. Es considerado experimental.

Gastroplastía con banda vertical

Éste es un ejemplo de la primera categoría de cirugía, diseñada para dividir el estómago en dos partes. No hay derivación. Con una engrapadora quirúrgica, el cirujano divide el estómago en una sección superior y una sección inferior. La bolsa superior es pequeña y se vacía en la bolsa inferior, que es el resto del estómago.

En la abertura del tamaño de una moneda de diez centavos en donde la bolsa superior vacía en el resto del estómago, el cirujano envuelve el tejido con un fragmento de plástico no expandible. Esta banda en la abertura entre la bolsa superior del estómago y el resto del estómago ayuda a evitar que la abertura se expanda. Si la abertura se estira lo suficiente, las dos bolsas se vuelven esencialmente una de nuevo, anulando el propósito de la cirugía.

Este procedimiento quirúrgico es llamado gastroplastía con banda vertical porque la línea de grapas que crea la bolsa superior es colocada verticalmente (arriba y abajo) en el estómago y en la abertura de la bolsa superior se coloca la banda. Aproximadamente tres de cada diez pacientes en que se practica esta cirugía pierden eventualmente la mitad de su exceso de peso. Aproximadamente siete de cada diez presentan por lo menos alguna reducción de peso, pero muchos no mantienen el peso inicialmente perdido. Pueden adaptarse a comer cantidades de alimento cada vez más pequeñas, pero continúan comiendo alimentos no saludables y no hacen ejercicio. Además, esta operación funciona limitando la cantidad de sólidos "carne y papas" que puede comer. Pero helado, malteadas y otros líquidos ricos en calorías o dulces blandos pueden deslizarse a través de la abertura con poca resistencia. La cirugía sola no es suficiente.

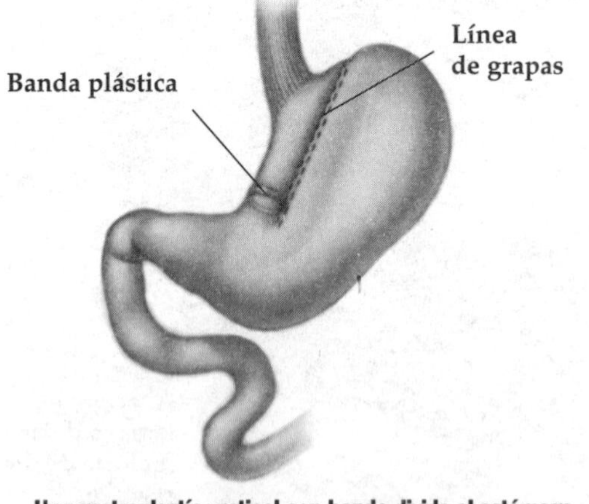

Una gastroplastía vertical con banda divide al estómago en una sección superior y una sección inferior. La bolsa superior puede contener sólo 30 g (1 onza) de alimento, por lo que se siente lleno pronto. El alimento pasa a la sección inferior a través de una pequeña abertura reforzada por una banda de plástico que ayuda a evitar la expansión de la abertura.

La complicación principal de esta cirugía es el estrechamiento de la abertura que tiene la banda. Sucede aproximadamente en 1 de cada 50 casos. Esto reduce la capacidad del alimento para salir de la bolsa superior, lo que causa vómito repetido, y a menudo agruras. Puede requerir otra operación para corregir el problema. Esto puede hacerse generalmente como un procedimiento ambulatorio, expandiendo la abertura con un tubo dilatador que se inserta en el estómago a través de la boca.

Derivación gástrica

Ésta es la cirugía para reducción de peso recomendada más frecuentemente por los médicos. Es el segundo tipo de operación mencionado antes — utiliza una pequeña bolsa, pero agregando una derivación alrededor de parte del intestino delgado.

El cirujano engrapa el estómago en la parte superior, dejando una bolsa pequeña que puede contener aproximadamente 14 g. Luego corta el intestino delgado y sutura una parte directamente en esta bolsa superior. Esto desvía el alimento hasta el intestino delgado sin pasar por la mayor parte del estómago y la primera porción del intestino delgado, el duodeno. El alimento va directamente a la parte media del intestino delgado (yeyuno), limitando la capacidad del cuerpo para absorber calorías.

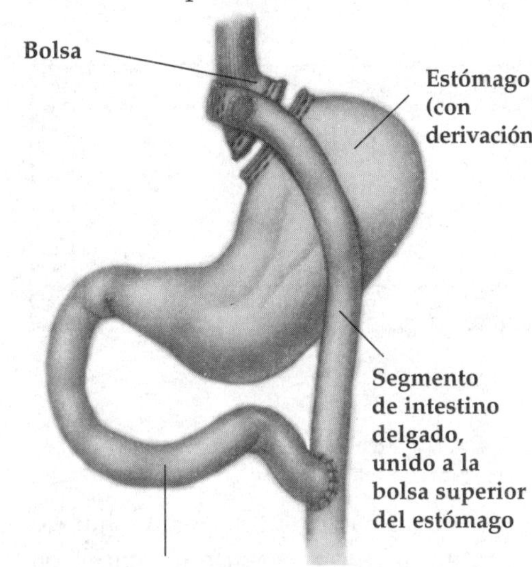

La derivación gástrica crea una pequeña bolsa en la parte superior del estómago y una derivación alrededor de la mayor parte del estómago y parte del intestino delgado. La mayoría de los cirujanos prefieren este procedimiento.

Aun cuando el alimento nunca entra a la parte inferior del estómago, permanece sano y continúa produciendo jugos digestivos que fluyen al intestino delgado.

La mayoría de cirujanos prefiere este procedimiento porque ha probado ser seguro y tiene pocas complicaciones. Además, la investigación muestra que favorece la reducción de peso, que generalmente se mantiene.

Como un posible efecto secundario raro, la abertura entre el estómago y el intestino delgado puede estrecharse. Esto puede requerir cirugía correctiva, o más frecuentemente, un procedimiento ambulatorio que amplía la abertura con un tubo dilatador que pasa a través de la boca.

Otros efectos secundarios más frecuentes pero menos severos incluyen deficiencia de hierro, que es necesario para producir los glóbulos rojos, y de vitamina B-12, necesaria para hacer glóbulos blancos y que permite a los nervios funcionar normalmente. Todas las personas en que se practica derivación gástrica deben recibir multivitaminas con hierro diariamente, tomar suplementos de calcio y recibir inyecciones mensuales de vitamina B.-12 el resto de su vida. La deficiencia de hierro es un posible problema sólo en mujeres con menstruación, y puede revertirse con píldoras que contienen hierro.

Otra posible complicación de esta cirugía incluye el síndrome de vaciamiento rápido (vea página 185) y una úlcera sangrante, que puede desarrollarse en donde se adhiere el intestino a la parte superior del estómago. Éste era un problema grave. Ahora ocurre sólo aproximadamente en 1 de cada 100 pacientes. La úlcera puede a menudo curarse con medicamento, aunque puede requerirse cirugía correctiva.

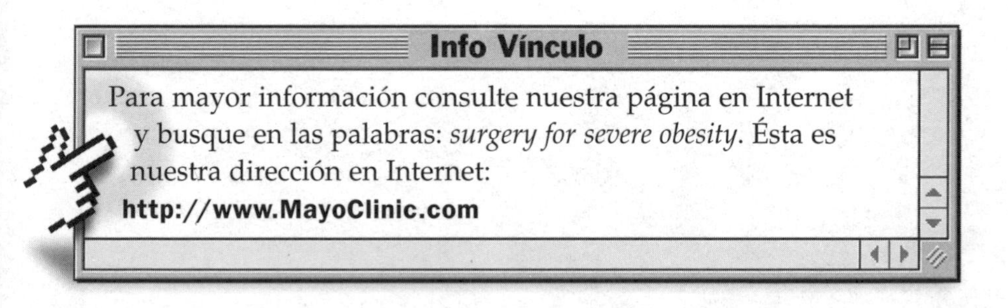

Efectos secundarios de la cirugía

Independientemente de qué clase de cirugía le practiquen, al bajar de peso los primeros meses puede presentar uno o más de los cambios siguientes al reaccionar el cuerpo a la reducción aguda de peso:

- Sensación de cansancio, como si fuera catarro
- Sensación de frío, cuando los demás se sienten a gusto
- Resequedad de la piel
- Caída del cabello (temporal)

Estos efectos secundarios generalmente desaparecen con el tiempo.

También se puede desarrollar una hernia en el sitio de la incisión. Esto sucede aproximadamente en 15 por ciento de las personas que tiene cirugía de reducción de peso. Una hernia generalmente requiere reparación quirúrgica en el futuro, de acuerdo con los síntomas y el tamaño de la hernia.

Otro efecto secundario es que mientras más rápidamente pierde peso, más músculo y tejido magro pierde junto con la grasa. Ésta es una de las razones por la que es importante hacer ejercicio mientras baja de peso. El ejercicio ayuda a fortalecer los músculos mientras pierde tejido graso.

Haciendo ajustes

Mucha gente subestima los ajustes físicos y sociales que tienen que hacer después de la cirugía. Tendrá un estómago del tamaño de un huevo aproximadamente. En los primeros seis meses de la cirugía, si comen demasiado o demasiado rápido, presentan dolor intenso por debajo del esternón que dura unos 30 minutos, o vomitan. En lugar de las comidas de tamaño normal tres veces al día, necesita tomar 4 a 6 alimentos (cada uno de 57 g aproximadamente) durante el día. La mayoría de las personas aprende rápidamente cuánto puede comer a la vez. Con el tiempo, la cantidad que puede comer (lentamente) en una sola vez aumenta. Más o menos 1 año después de la operación, probablemente pueda comer la mitad a tres cuartas partes de un sandwich, si lo come lentamente y emplea unos 45 minutos para hacerlo.

Las fiestas y comer fuera son especialmente difíciles al principio. Todos consumen un alimento regular mientras usted apenas puede comer unos cuantos bocados.

El cambio en su imagen corporal puede requerir otros ajustes. La nueva apariencia puede afectar las relaciones con amigos, familiares e inclusive con el cónyuge, produciendo tensión, ansiedad y depresión. Ésta es una de las razones por lo que se le pide ver a un psicólogo durante una evaluación para la cirugía.

Se necesita más que cirugía

La cirugía para la reducción de peso no es un procedimiento milagroso. Aunque puede esperar bajar de peso y mantenerlo, especialmente si se le ha practicado una derivación gástrica, debe hacer los cambios necesarios en los hábitos de alimentación y ejercicio. Pero el orgullo y la sensación de logro al bajar de peso, así como la conciencia de una mejor salud, serán suyos también.

Liposucción: No es un plan para bajar de peso

La liposucción es cirugía cosmética, no un plan para bajar de peso. El cirujano inserta un tubo delgado debajo de la piel a través de diminutas incisiones y succiona las células de grasa. Se utiliza más frecuentemente en la parte externa de los muslos y en el abdomen en las mujeres y a los lados de la cintura en los hombres.

Aunque la liposucción ha mejorado para permitir a los cirujanos remover varias libras durante un procedimiento, la cirugía no es un tratamiento para la obesidad. La liposucción es un procedimiento de remodelación del cuerpo para gente con peso normal o casi normal que tiene problemas aislados — depósitos de grasa específicos que no desaparecen a pesar de una dieta saludable y ejercicio.

Las personas que tienen ciertos trastornos médicos relacionados con el peso, incluyendo diabetes y enfermedad cardiaca, tienen riesgo aumentado de complicaciones de la liposucción.

Recetas en las que puede confiar

Presentamos aquí algunos de los alimentos incluidos en los menús diarios de 1,200 y de 1,400 calorías que se encuentra en el capítulo 7 (vea páginas 94-101). Encontrará recetas adicionales en nuestra "Guía en color para una alimentación saludable" (vea páginas C7-C16). Todas las recetas de este libro son de nuestro galardonado Libro de cocina Williams-Sonoma/Clínica Mayo.

Mezcla de jugos

El germen de trigo, que se separa en el molino es abundante en fibra. Las fresas y duraznos añaden más fibra y más vitamina C, haciendo esta bebida de frutas una forma maravillosa para empezar el día o terminar un alimento.

RACIONES: 2 **PREPARACIÓN:** 5 minutos

2 tazas (8 oz/250 g) de fresas frescas con cubierta

1 durazno, pelado, sin hueso y cortado

1/2 taza (4 oz fl/125 mL) de leche sin grasa

2 cucharadas de germen de trigo

1 cucharada de miel

3 cubos de hielo

- En una batidora, combine las fresas, durazno, leche, germen de trigo, miel y cubos de hielo. Bata hasta que esté suave, unos 20 segundos.
- Sirva en vasos.

Pollo provenzal con hinojos

La combinación a fuego lento de pechuga de pollo, hinojo, jitomate y ajo, acentuada por una fragante cascarita de naranja rallada, trae a la mente una comida informal que podría disfrutar en el sur de Francia. Sirva con puré de papa.

RACIONES: 6 **PREPARACIÓN:** 25 minutos **COCINADO:** 30 minutos

6 bulbos pequeños de hinojos, 3 lb (1.5 kg) total, recortados

2 jitomates, rebanados o 14 1/2 oz (455 g) de jitomate enlatado en cubitos, escurrido

1/4 taza (2 oz fl/60 mL) de vino blanco seco

1 cucharada de cáscara de naranja rallada

3 dientes de ajo, picados

2 cucharaditas de vinagre balsámico

1/8 cucharadita de hojuelas de pimiento rojo

6 mitades de pechugas de pollo con hueso, sin piel, 5 oz (155 g) cada una recortando la grasa visible

2 cucharadas de perejil fresco picado de hoja plana (italiano)

- Corte cada bulbo de hinojo a la mitad a lo largo a través de la base. Corte cada mitad en 4 rebanadas.
- En una cacerola grande, combine los jitomates, vino, cáscara de naranja rallada, ajo, vinagre y hojuelas de pimiento. Cocine a fue-

go medio, escurriendo ocasionalmente, hasta que la mezcla hierva. Reduzca el calor a medio-bajo.

- Arregle el pollo y el hinojo sobre la mezcla de jitomate, agregue un poco de salsa encima. Cubra y cocine hasta que el pollo esté dorado y el hinojo esté tierno, unos 25 minutos. Utilice una cuchara ranurada y pase el pollo y las verduras a un plato previamente calentado.
- Aumente el calor a alto y cocine la salsa, escurriendo ocasionalmente hasta que la salsa esté ligeramente espesa, unos 5 minutos. Agregue la salsa sobre el pollo y verduras y espolvoree el perejil.
- Para servir, divida en los platos individuales.

Tortilla de huevo y espinacas

Una tortilla de huevo es una oportunidad maravillosa para intentar productos de huevo pasteurizado sin colesterol en lugar de 6 huevos. 5 tazas (5 oz/155 g) de hojas de espinacas frescas, al vapor, o 10 oz (315 g) de espinacas congeladas o descongeladas proporcionarán la cantidad adecuada de verduras.

RACIONES: 6 **PREPARACIÓN:** 15 minutos **COCINADO:** 20 minutos

1 1/2 tazas (12 oz fl/375 mL) de producto de huevo pasteurizado

2 cucharadas de aperitivo de verano fresco picado o 2 cucharaditas de aperitivo *summer savory* seco

1 cucharada de agua

1 cucharada de aceite de oliva

1 taza (8oz/250 g) de espinacas picadas, cocinadas

2 puerros, en rebanadas delgadas, incluyendo las porciones verdes

3/4 taza (3 1/2 oz/105 g) de chícharos cocinados o congelados y recalentados

1/2 cucharadita de pimienta molida

1/4 taza (1 oz/30 g) de queso rallado o queso suizo gruyere

1/4 taza (1 oz/30 g) pimiento amarillo o rojo en cortes finos

- En un tazón, revuelva el producto de huevo, el *summer savory* y agua.
- En una cacerola para freír con calor medio, caliente el aceite. Agregue las espinacas, puerros, chícharos y pimiento. Cocine, agitando frecuentemente hasta que los puerros estén tiernos, unos 10 minutos. Transfiera a un tazón.
- Para evitar que se pegue la mezcla, limpie la cacerola, luego cúbrala con aerosol para cocinar antiadherente. Regrese al calor medio. Ponga las verduras de nuevo en la cacerola en una capa

uniforme. Agregue la mezcla de huevo; no se preocupe si no cubre completamente las verduras. Cocínelo agitando ocasionalmente la cacerola para que no se pegue la fritura, hasta que los huevos se fijen alrededor de los bordes pero estén blandos en el centro, unos 3 minutos.

- Salpique con el queso y el pimiento. Cubra y cocine, continúe agitando la cacerola ocasionalmente hasta que los huevos se fijen completamente y el queso se derrita, unos 3 minutos más.
- Para servir, corte en rebanadas.

Arroz silvestre y ensalada de pollo

Introducir jugo de fruta en un aderezo de ensalada agrega sabor y textura, sin grasa. Intente sustituir otros jugos o néctares en lugar del jugo de piña. El jugo de naranja también se lleva bien con los sabores de la pechuga de pollo y el arroz silvestre.

RACIONES: 6 **PREPARACIÓN:** 20 minutos

1/2 taza (2 oz fl/60 mL) de jugo de piña
1 1/2 cucharadas de vinagre de vino blanco
1 cucharada de mostaza de Dijon
3 dientes de ajo, triturados
1/2 cucharadita de pimienta molida
1 1/2 cucharadas de aceite de oliva
6 tazas (32 oz/1 kg) de arroz silvestre frío, cocido
3 tazas (1 lb/500 g) de pechuga de pollo deshebrado, cocido
1 pimiento rojo con tallo y semillas, y cortado en cuadritos de 1/ 1/2 pulgadas (12 mm)
6 cebollas verdes, en rebanadas delgadas, incluyendo las porciones verdes
1/2 taza (1/2 oz/10 g) de albahaca fresca picada
1 1/2 cucharadas de alcaparras, escurridas
3 tazas (4 1/2 oz/140 g) de lechuga romana picada

- En un tazón grande, revuelva juntos el jugo de piña, vinagre, mostaza, ajo y pimienta. Agregue aceite de oliva y agite hasta que se revuelvan.
- Agregue el arroz silvestre, pollo, pimiento, cebollas verdes, albahaca, y alcaparras. Agite, revuelva y cubra bien con el aderezo. Agregue la lechuga y mezcle bien.
- Para servir, divida entre los platos individuales.

Hongos y tofu fritos estilo Thai

En este platillo, las ricas texturas de los hongos y el tofu se destacan por los sabores de la mantequilla de cacahuate y el aceite de ajonjolí. Con los chícharos y nueces, se tiene un platillo principal inspirado en Asia. Servir con arroz integral o blanco al vapor.

RACIONES: 6 **PREPARACIÓN:** 25 minutos **COCINADO:** 10 minutos

1/4 taza (2 oz/60 g) de mantequilla de cacahuate cremosa baja en grasa
2 cucharadas de salsa de soya reducida en sodio
2 cucharadas de jugo de limón
1/3 taza (3 oz fl/80 mL) de agua
2 cucharadas de aceite de ajonjolí
2 cucharaditas de harina de maíz
1/2 cucharadita de hojuelas de pimiento rojo
12 oz (375 g) de hongos, en rebanadas
1/2 lb (250 g) de chícharos de nieve (mange touts), sin los extremos
8 oz (250 g) nueces enlatadas en agua, enjuagadas y escurridas
1 lb (500 g) de tofu firme, cortado en cubos de 1/2 pulgada (12-mm)
1/2 taza (2/3 oz/20 g) de cilantro picado

- En un tazón pequeño, revuelva la mantequilla de cacahuate, salsa de soya y jugo de limón hasta que estén suaves. Agregue agua, aceite de ajonjolí, harina de maíz y hojuelas de pimiento y revuélvalos hasta que se mezclen.
- Cubra una sartén con aerosol antiadherente para cocinar y caliente en calor alto. Agregue los hongos y fríalos hasta que se doren, unos 4 minutos. Agregue los chícharos de nieve y continúe friendo hasta que los chícharos estén crujientes, 2-3 minutos.
- Agregue la mezcla de mantequilla de cacahuate, nueces y tofu, y fríalos hasta que la salsa se espese ligeramente, aproximadamente 1 minuto
- Para servir, transfiera a un tazón. Espolvoree el cilantro.

Sopa de zanahorias con jengibre

Debido a que las zanahorias están disponibles todo el año, esta sopa está diseñada para todas las estaciones. En clima frío, sírvala caliente al empezar y el aroma de jengibre seducirá a los que coman. En clima caliente, sírvala fría como una bebida refrescante.

RACIONES: 6 **PREPARACIÓN:** 15 minutos + 4 horas si es fría **COCINADO:** 25 minutos

1 cucharada de aceite de oliva
6 zanahorias grandes, peladas y cortadas en trozos
1 cebolla, en rebanadas delgadas
2 tallos de apio, en rebanadas delgadas
3 cucharadas de hojas de apio picadas
2 tazas (16 oz fl/500 mL) de agua
2 tazas (16 oz fl/500 mL) de caldo de verduras enlatado
1 rebanada de pan integral de caja, en trocitos
1/4 taza (2 oz fl/60 mL) de leche evaporada sin grasa
1/2 taza (1/2 oz/15 g) de cebollas en rebanadas delgadas
2 cucharadas de jengibre fresco rallado

- En una sartén grande en calor medio, caliente el aceite. Agregue las zanahorias, cebolla, apio y hojas de apio. Saltee 5 minutos
- Mezcle el caldo y el pan con el agua. Aumente el calor a alto para que hiervan.
- Disminuya a fuego bajo, cubra y hierva hasta que las zanahorias estén tiernas, unos 20 minutos.
- Transfiera la sopa —en porciones, si es necesario— a una batidora o a un procesador de alimentos para hacerla puré hasta que esté suave.
- Para servir caliente, regrese la sopa a la sartén y mézclela con leche y cebollas. Recaliente por un momento a fuego bajo, sin dejar que hierva, luego mezcle con el jengibre. Sirva en tazones individuales.
- Para servir fría, transfiera a un tazón grande y mézclelo con la leche, cebollas verdes y jengibre. Enfríe a temperatura ambiente, luego cubra y refrigere hasta que se enfríe completamente, por lo menos 4 horas o hasta 3 días. Sirva en tazones.

Índice

A

Aceites. *Ver también* Grasas y aceites
Acetaminofén, 109
Ácido hidroxicítrico, 181
Actitud de quien está a dieta, 7, 8 157
Actitudes y creencias, 7, 125-145, 148-149
Actividad, física, 105-124
  actividades de baja intensidad, 108
  guías, 24-25, 106-107
  involucrando a los hijos, 111-113
  molestias y dolores, 109
  programas de ejercicio, 115-124
  y artritis, 110-111
  y cardiopatía coronaria, 109-110
  y diabetes, 110
  y obesidad extrema, 111
  y osteoporosis, 110
Actividades de baja intensidad, 108
Actividades familiares, 111-113
Afirmaciones, positivas, 141-142
Ajonjolí, espárragos y zanahorias fritas, C11
Albahaca, 69
Alcaravea, 69
Alcohol, consumo de
  calorías por gramo, 26
  y cerveza, 36
  y exceso de calorías, 26, 73
  y síndrome X, 34
Alimentación saludable, 49-73, C1-C5
Alimento cocinado a fuego lento, 68
Alimentos "dietéticos", 66
Alimentos a la parrilla, 68
Alimentos al vapor, 68
Alimentos bajos en grasa
  carne magra, 54
Alimentos de granos refinados *vs.* enteros, 85
Alimentos favoritos, 40, 153-156
Alimentos fritos, 68
Alimentos escalfados, 68
Alimentos procesados, 23
Alimentos reducidos en grasa, 54
Almidones, 55
Alto en fibra, 55
Anorexia nerviosa, 35
Antidepresivos, 28
Aparato elíptico de entrenamiento, 119-120
Apetito, supresores, 182
Apnea del sueño, 32-33
Apoyo para cambiar de hábitos, 136, 156-157
Artritis, 110-111
Asar los alimentos, 68
Ataque cardiaco durante el ejercicio, 109
Ataque cerebral, isquémico, 31-32
Aumento de peso
  y alimentos bajos en grasa, 54
  y dejar de fumar, 27
  y dietas de moda, 148
  y embarazo, 28
  y medicamentos, 28
Autocontrol *vs.* fuerza de voluntad, 153-156
Azafrán, 69

B

Baile aeróbico, 119
Banda gástrica, 190
Beneficios de la reducción de peso, 5, 33, 37
Bicicleta, 118
Bocadillos en la noche, 40, 152
Brócoli en salsa de naranja condimentada, C9
Buenos hábitos, formación de, 146-149
Bulimia nerviosa, 35

C

5-HTP (-hidroxitriptofano), 182
Cadena de modificación
    del comportamiento, 136, 155-156
Cafeína y reducción de peso, 182
Cálculos vesiculares, 32
Calorías
    densidad de energía, 57
    gastadas durante el ejercicio, 117
    para aumentar o reducir
        medio kilogramo, 27
    recomendadas diariamente, 79-80
    volumen de alimento, 8-11, 78
    y exceso de consumo de azúcar, 9
    y fuentes de energía, 26
Cambiar hábitos, 130-139, 146-149
    Formar hábitos nuevos, 146-149
    preparación para, 130-138
    etapas, 42
Caminar, 116
Cáncer y sobrepeso, 33
Carbohidratos
    calorías por gramo, 26
    complejos, 55
    dietas bajas en carbohidratos, 56
    grupo de alimentos, 60
    mejores selecciones y tamaño
        de las raciones, 85-86, C5
    necesidad nutricional de, 55
    recomendaciones alimenticias, 56
    simples, 55
    tipos y fuentes, 54, 57
Carbohidratos complejos, 55
Carbohidratos simples, 55
Cardiopatía coronaria, 31, 109-110
Carne de res, cortes magros, 54
Carne consejos para cocinar
    y preparar, 67-68
    cortes magros, 54
Cebada, 50
Células de grasa, 3, 29
Cerveza y alcohol, 36
Cilantro, 69
Cirugía para bajar de peso, 185-194
    ajustes, 193
    cuándo es necesaria, 186-187
    derivación del intestino delgado, 188-189
    derivación gástrica, 191-192
    dietistas, 186
    efectos secundarios, 192-193
    engrapado gástrico, 189
    gastroplastía vertical con banda, 190-191
    partición gástrica (engrapado), 189
    psicólogos, 186
Cocinando con pocas calorías, 139
Cocinando y recomendaciones, *Ver también* Recetas
    frutas, 60
    generales, 67-72
    glosario de métodos para cocinar,
        68
    leguminosas, 62
    manejo seguro de alimentos, 67
    modificando las recetas, 69, 70
    verduras, 59
Col rizada, 50
Col, sopa de dieta, 167

Colesterol
  fuentes alimenticias, 52, 57
  HDL, 30
Comer en exceso, 151, 153
Comidas en restaurantes, 22, 57-58, 72-74
Comiendo cuidadosamente, 132-133
Comiendo en la noche, 40, 152
Comiendo fuera, 22, 57, 72-73
Comino, 69
Consumo de azúcar, 9, 22-23, 89
Corticoesteroides, 28

CH

Chile en polvo, 69
Chitosan, 181
Chocolate, budín de, C16

D

DASH, dieta, 91
Densidad de energía de
    los alimentos, 57, 61, 78
Depresión, 140, 170-171
Derivación del intestino delgado,
    188-189
Derivación gástrica, 191-192
Derivación yeyunoileal, 188-189
Deseos de alimentos, 138-139, 154
Diabetes (tipo 2), 31, 110
Diabetes de inicio en el adulto. *Ver también* Diabetes mellitus tipo 2
Diabetes mellitus tipo 2, 31
Diario de alimentos, 129-130
Diario de alimentos, 61-62
Dieta de Atkins, 163
Dieta de Beverly Hills, 167
Dieta de toronja, 166
Dieta del tipo de sangre, 167
Dieta estilo mediterráneo, 102
Dieta *vs.* dieta de reducción de peso,
    23
Dietas altas en proteínas
  mitos, 56
  riesgos para la salud, 57, 163
Dietas bajas en carbohidratos,
    riesgos de, 56-57
Dietas novedosas, 165-168
Dietas líquidas, 162-163
Dirección en Internet
  LEARN, programas
      de comportamiento, 136
  página de la Clínica Mayo en
  Internet, 12
Discriminación del sobrepeso, 5
DMBC (dietas líquidas muy bajas
    en calorías), 162-163
Duodeno, 191
Duración de la vida y exceso
    de peso, 33

E

Edad y grasa corporal, 8, 9
Efedrina, 180-181
Eicosanoides, 164
Ejercicio aeróbico, 115-119
  calorías quemadas
  frecuencia cardiaca deseable, 122
Ejercicio, físico. *Ver también*
  Actividad física
  aeróbico, 116-119
  calorías quemadas durante, 117
  Escala de Ejercicio Percibido, 118
  flexibilidad y estiramiento, 121
  frecuencia cardiaca deseable, 122
  fuerza y equilibrio, 119-120
  programas estructurados,
      113-114
  registrando las actividades, 122,
      124
  signos de advertencia, 122
  actividad, 23-25, 105-106
Embarazo y aumento de peso, 28

Empezando
agregando actividad a su vida, 108
cambiando hábitos, 130-138, 146-149
¿está listo? 10-11
establecer las metas, 44-45, 79-80, 149-150
preparándose para cambiar, 42-44
seleccionando alimentos saludables, 82-89
verificar con su médico, 115
Eneldo, 71
Entrenamiento en fuerza y equilibrio, 119-120
Equilibrio de energía, 26-27
Equipo de ejercicio en casa, 114-115
Escala del esfuerzo percibido, 118
Especias y hierbas, 69, 71-72
Estableciendo metas, 45-46, 79, 149-150
Estadísticas de éxito, 160
Estilo de vida sedentaria, definida, 24
Estilo de vida, factores, 3, 25
Estragón, 71
Excusas, 41-42

F

Factores que precipitan comer, 40-41, 90, 132
Fen-phen, 177
Fibra
beneficios para la salud y densidad de energía, 78
Fitoquímicos, 57
Flexibilidad y estiramiento, 121
Frecuencia cardiaca deseable en el ejercicio, 122
Frutas
mejores selecciones y tamaño de las raciones, 84-85, C4
tipos, 60
Fuentes de recetas, 44-45, 139, 195
Fuerza de voluntad *vs.* auto-control, 153-156
Fumar cigarrillos
dejar de, y aumento de peso, 28
y metabolismo basal, 27-28

G

Gastroplastía vertical en banda, 190-191
Genética, 7, 21-22, 36
Granos enteros, 61, 85-86
Grasa corporal
cambios con la edad, 8, 9
en adultos sanos, 15-16
forma de manzana *vs.* pera, 33
Grasa monoinsaturada, 53, 63
Grasa poliinsaturada, 53
Grasa saturada, 53
Grasa trans, 53
Grasas y aceites, 87-88
alimentos reducidos en grasa, 52, 54
calorías por gramo, 26
grupo de alimentos, 62-63
mejores selecciones y tamaño de las raciones, 88, C5
necesidad nutricional de, 52
recomendaciones diarias, 65
sustituciones en las recetas, 70
tipos, 53
Grupo de alimentos de Dulces
definidos, 63
mejores selecciones, 134
recomendación semanal, 88
recomendaciones diarias, 88
Grupos de alimentos, 58-63

H

Hábitos, cambiando, 130-139, 146-149
HCA (ácido hidroxicítrico), 181
HDL, colesterol de, 30
Herencia, 8, 21-22, 36
Hernia después de cirugía, 193
Hierbas y especias, 69, 71, 72
Hipertensión (presión arterial elevada), 30
Hisopo, 71
Historia médica familiar, 8, 21-22, 36

I

Índice de masa corporal (IMC)
calculador interactivo, 16
fórmula, 17
tabla, 17
Inquietud, 107
Insuficiencia cardiaca y apnea del sueño, 32
insulina, Resistencia a la 56-57
Internet, página de la Clínica Mayo, 12, *Ver también* Dirección en Internet

J

Jengibre, 71
Jenny Craig, 168

K

Kasha, 50
Kiwi, 51

L

Laurel, 71
Laxantes, 182
LEARN, programas de comportamiento, 136, 139, 155
Leche, 63
Leguminosas, 62
Levantamiento de pesas, 120-121
Libro de Cocina Clínica Mayo/Williams-Sonoma, 195
Limpiando su plato, 40-41, 134
Liposucción, 194

M

Macis, 71
Manzanas y peras, 34
Máquinas de esquí, 119
Medicamentos, 175-183. *Ver también* Suplementos alimenticios,
ácido hidroxicítrico (HCA), 181
antidepresivos tricíclicos, 28
5-HTP (5-hidroxitriptofano), 182
corticoesteroides, 28
cuándo son apropiados, 176
fenilpropanolamina, clorhidrato, 182
fen-phen, 177
fentermina, 177
laxantes, 182
piruvato, 182
planta de San Juan, 181
supresores del apetito, 182
Medida de la cintura y riesgos para la salud, 18
Medifast, 162
Mejorana, 71
Metabolife, 180
Metab-O-LITE, 180
MetaboMax, 180
Mito de la "Dieta de la Clínica Mayo", 103
Motivación, 10-11, 43, 127-128, 141-142
Músculo *vs.* grasa, 8

N

Natación, 118
NEAT (termogénesis de actividad

sin ejercicio), 107
Niños y planeación de la actividad, 111-113
Nivel inicial de calorías, 80
Nutrición
  alimentos reducidos en grasa, 54
  etiquetas de alimentos, 65-66
  grupos de alimentos, 58-63
  recomendaciones de carbohidratos, 54-57
  suplementos vitamínicos, 81
  variedad en la dieta, 50
  y cirugía de reducción de peso, 192
  y Pirámide del Peso Saludable de la Clínica Mayo, 79, 82
NutriSystem, 169

O

Obesidad
  causas, 21-28
  definida, 15, 16-17
  riesgos para la salud, 4, 29-33
  y planeación de actividad, 111
  y retención de agua, 30
Optifast, 162
orlistat, 179-180
Osteoartritis, 32
Osteoporosis, 110

P

Pan, 85-86
Partición gástrica (engrapado), 189
Perifollo, 71
Peso bajo e IMCdefinido, 19
Peso saludable
  autoevaluación, 33, 36-37
  estadísticas de éxito, 160
  índice de masa corporal (IMC), 16, 17
Pirámide del Peso Saludable de la Clínica Mayo
  características, 79
  dieta DASH, 91
  grupos de alimentos, 58-63
  recomendaciones de alimentos, C4-C5
  registro diario de comidas, 92-93
  tabla y guías, C1-C3
  y Guías Alimenticias del USDA, 104
Piruvato, 183
Planeación anticipada, 45-46
Planeación del menú, 94-101, 102, 133
Planes de dieta
  alta en proteínas/baja en carbohidratos, 163
  dieta Atkins, 163
  dietas de alimentos preparados, 168-169
  dietas de alimentos sólidos bajas en calorías, 163-165
  dietas novedosas, 165-168
  dietas líquidas bajas en calorías, 162-163
  grupo comerciales, 169-172
  preguntas que formular, 164, 170
  Sugar Busters, 165
The Zone, 163-164
  TOPS Club, Inc., 156, 171
Weight Watchers, 169
Planes de dieta con alimentos preparados, 168-169
Planta de San Juan, 181
Postres
  mejores selecciones, 134
  recomendación semanal, 88-89
Presión arterial elevada (hipertensión), 30
Privación, sentimientos de, 137-139

Proteína de soya texturizada, 51
Proteínas
calorías por gramo, 26
mejores selecciones y tamaño de las raciones, 87, C5
necesidad nutricional de, 61
proteínas y grupo de alimentos lácteos, 61-62

R

Raciones, número de, 81, C4
Recetas
arroz silvestre y ensalada de pollo, 198
brócoli en salsa de naranja condimentada, C9
budín de chocolate, C16
cómo modificarlas, 70
espárrago con ajonjolí y zanahorias fritas, C11
hongos y tofu fritos estilo Thai, 199
mezcla de frutas mediterránea a la menta, C7
mezcla de jugos, 196
pimientos rellenos de granos, C13
pollo Provenzal con hinojos, 196-197
salmón pasado por agua con salsa de melón, C15
sopa de zanahorias con jengibre, 199-200
Recomendaciones para ir de compras
alimentos reducidos en grasa, 54
cortes de carne magra, 54
etiquetas de alimentos, 65-66
frutas, 60
generales, 63-66
granos enteros, 61
leguminosas, 62
verduras, 59
Reducción de peso. *Ver también* Planes de dieta
beneficios, 5, 33, 36-37
calorías diarias recomendadas, 80
cirugía, 185-194
dietas novedosas, 165-168
estadísticas de éxito, 160
importancia de la actividad, 105-124
menús, 94-101
motivación, 10-11, 43, 127-128, 141-142
programas de evaluación, 170
razones equivocadas para, 6-7
recomendaciones de raciones, 81
registro de alimentos, 90-93
riesgos de la reducción rápida, 32
velocidad recomendada, 10-11
y necesidades nutricionales, 82-88
Registro de alimentos, 90-93
Retención de agua, 30
Reveses, 112, 131-132, 145-160
Revista de caminata, 45
Revista Vegetarian Times, 45
Revistas de condicionamiento, 45
Revistas de salud, 45
Revistas, condicionamiento y salud, 45
Riesgos del exceso de peso, 4, 29-34
Romero, 71

S

Saciedad (sentirse satisfecho), 78
Saltear, 68
Salvia, 72
Seguir una dieta" *vs.* alimentación saludable, 6-7, 43
Seguridad de los alimentos, 67
sibutramina, 178-179
Síndrome de vaciamiento rápido, 185

Síndrome X, 34
Slim-Fast, 162-163
Sobrepeso. *Ver también* Obesidad
  definido, 15-17
  riesgos para la salud, 4, 29-33
Sodio
  en verduras enlatados, 59
  y exceso de peso, 30
Solución de problemas, 150-153
Soya
  proteína de soya texturizada, 51
  tempeh, 51
  tofu, 51
Sugar Busters, 165
Suplementos dietéticos que pueden obtenerse sin receta, 180-183
Suplementos vitamínicos, 82, 103
Sustituciones en las recetas, 70

T

Tamaño de las raciones
  medida, 57, C5
  reduciendo el, 41, 57
Tamaño del cuello y apnea del sueño, 32
Televisión y comer en exceso, 40
Tempeh, 51
Tofu, 51
Tomillo, 72
TOPS Club, 156, 170
Trastornos de la alimentación, 35
Trastornos metabólicos, 8
Triglicéridos, 30-31
Trotar, 116-117

V

Válvula pilórica, 187
Variedad en la dieta, 50-51
Verduras
  mejores selecciones y tamaño de las raciones, 83-84, C4
  tipos, 59-60
Visualización 46

W

Weight Watchers, 156, 169

Y

Yeyuno, 191

Z

Zone, The, 164-165